Für Barbara

mit Dank für die Farb-Werdung
in fünfundzwanzig gemeinsamen Jahren

Farbwerdung

Andreas Felger Aquarelle

Gedichte vieler Epochen

Ausgewählt von Oliver Kohler

Mit einem Geleitwort von Albrecht Goes

Präsenz

Inhalt

Lautloser Klang

Zu den Aquarellen
von Andreas Felger

Oliver Kohler

Nie zuvor Gesehenes stellt die Malerei vor Augen. Auf längst Vertrautes fällt ein neues Licht. Eine Entdeckungsreise voller Überraschungen erwartet den Betrachter. Auf einer Brücke aus Bildern kommt die Farbe in die Welt. Das Geheimnis der Farbwerdung geschieht. „Aber fühlst du nicht, wie … die Welt doch ein Regenbogen ist auf der niederflutenden Liebe?" fragt Reinhold Schneider in einem seiner Werke. Dieser Regenbogen leuchtet durch die folgenden Seiten. Die Symphonie eines seine Bildränder sprengenden Sommerstraußes steht neben der verhaltenen Variation eines einzigen Farbtons. In Buntheit und Monochromie klingen Traditionen abendländischer Malerei an und werden auf eine ureigene Weise fortgeführt.

Immer und überall durchziehen unsere Wirklichkeit Farbwerdung und Farbwechsel. Welche Kunst kommt diesem Prozeß näher als das Aquarell? Mit jedem Pinselstrich, mit jedem Tupfer nimmt der Malgrund Farbe an und sättigt sich mit ihr. Häufig überlappen sich im Werk von Andreas Felger benachbarte Felder. Dieses Kompositionselement weiß von der kontinuierlichen Metamorphose der Farbe. Der Mohn des Titelbildes wagt sich vor in eine Landschaft von Farbfeldern wie die aufgehende Sommersonne. Blumen durchschreiten Farbräume und färben sie ihrerseits ein. Solche Übergänge erfaßt das Aquarell. Als Kunst des Augenblicks ist sie damit selbst eine ständige Farbwerdung. Sind die Farben dann längst getrocknet, setzt das Auge des Betrachters diesen Weg fort.

Weniges läßt Farbwerdung augenfälliger werden als die Blumen. Unaufhaltsam drängen Blatt und Stengel aus der Erde. Knospen runden sich und platzen auf. Farbe sickert in die Membranen von Blütenblättern. Im Blumenbild ereignet sich – lautlos und doch voller Wohlklang – Entstehung, Entfaltung und Entwicklung. Das Spektrum einer einzigen Farbe vollzieht diesen Weg des Werdens mit: Vom Grundton der geschlossenen Amaryllis-Knospe bis zu ihrer ganzen Ausfaltung im durchlichteten Hellrot. Im Strauß sind diese Stadien vereint. Er verbindet, ohne zu uniformieren. Die Sträuße Felgers wecken Sehnsucht nach der Koexistenz des verschieden weit Entwickelten, nach dem Recht zum So-Sein ohne den Preis der Vereinzelung. Unversehens eignet diesen Aquarellen darin utopische Kraft.

Kein Werden ist dem Lebendigen geschenkt ohne das Vergehen. Leitmotivisch durchzieht diese Erkenntnis das Schaffen Felgers. Er malt die zentrifugale Explosion

„Aufblühen", als ergieße sich aus dem Inneren eines glutigen Vulkans ein Farbstrom. Ein anderes Blatt zeigt prallrote Mohndolden. Ihre Ränder jedoch kehren sich nach innen, als ahnten sie schon den ersten Frost des noch fernen Winters. Die Schönheit dieser Bilder berauscht sich nicht am Untergang. Es geht hier nicht um die Kunst eines Fin de Siècle, in der sich die Gegensätze auflösen und vermischen. Diese Malerei buchstabiert den biblischen Satz: „Alles hat seine Zeit...". Zwischen klaren Polen sind die Aquarellbogen ausgespannt: Morgen und Abend, Ankunft und Abschied, Dasein und Vergänglichkeit. Ihre Polarität wird zu einem wesentlichen Malimpuls. Dabei widmen sich die Bilder immer dem einen, dem konkreten und gerade darin kostbaren Augenblick.

Werden und Vergehen tragen beide die Signatur der Zeit. Eine Sanduhr auf dem ersten Bild verrät die unerschöpfliche Bedeutung von Zeit für das Werk von Andreas Felger. Unbekümmert sind seine Frühlingssträuße gespannt auf alles Kommende. Den frühherbstlichen Sonnenblumen aber tropft mit den Farben auch ihre Zeit aus. Gegenstandslose Arbeiten dieses Künstlers kennen die mehrschichtige Bemalung einer Fläche: Im Farbauftrag nimmt Geschichte Gestalt an. Vergangenes, Gegenwärtiges und Zukünftiges schwingen ineinander.

Die Abfolge der folgenden Werke spiegelt einen Jahresring. Immer sind die Jahreszeiten diesem Maler gegenwärtig. Seine Bilder verteidigen damit ein Reservat menschlicher Zeiterfahrung. Mag er deshalb für einen Romantiker gehalten werden, er ist darin ein Avantgardist der Schöpfung.

Kleine ornamentale Farbfelder in elementaren Grundformen sind ein besonderer Reiz etlicher Aquarellblätter von Andreas Felger. Diese Bilder im Bild variieren Klänge, die vom Hauptmotiv ausgehen. Der Teil und das Ganze respondieren. Das Wunder der Farbwerdung durchzieht den Makrokosmos und den Mikrokosmos – auch eines Bildes.

Über die Brücke der Farben wandert in diese Welt ein Geheimnis ein. Sein Name ist „Leben". Das Fest des Daseins wird möglich – nicht immer, aber immer wieder. Bilder und die Worte dieses Buches erzählen davon: ehrlich und begeistert, farbenfroh und abstrakt, in die Weite ausgreifend und zum Symbol verdichtet.
Schon vor Jahrhunderten hatte Angelus Silesius dies vor Augen:

„Die Ros ist ohn Warum, sie blühet, weil sie blühet,
Sie acht nicht ihrer selbst, fragt nicht, ob man sie siehet."

Frühlingsanfang

Rudolf Alexander Schröder

Nun ist das Dunkel abgetan;

Das Licht nimmt zu, das Jahr hebt an.

Sah heut am Weg durchs zage Grün

Die erste Blume sich bemühn,

Halb Rosenfarb, halb weißlich Grau,

Noch nicht des Sommers Rot und Blau;

Und doch, wie sich's am Boden wehrt

Und seinen Tropfen Tau begehrt,

Ein güldner Kelch, ein Strahlenrund:

Des Lobgesanges erster Mund.

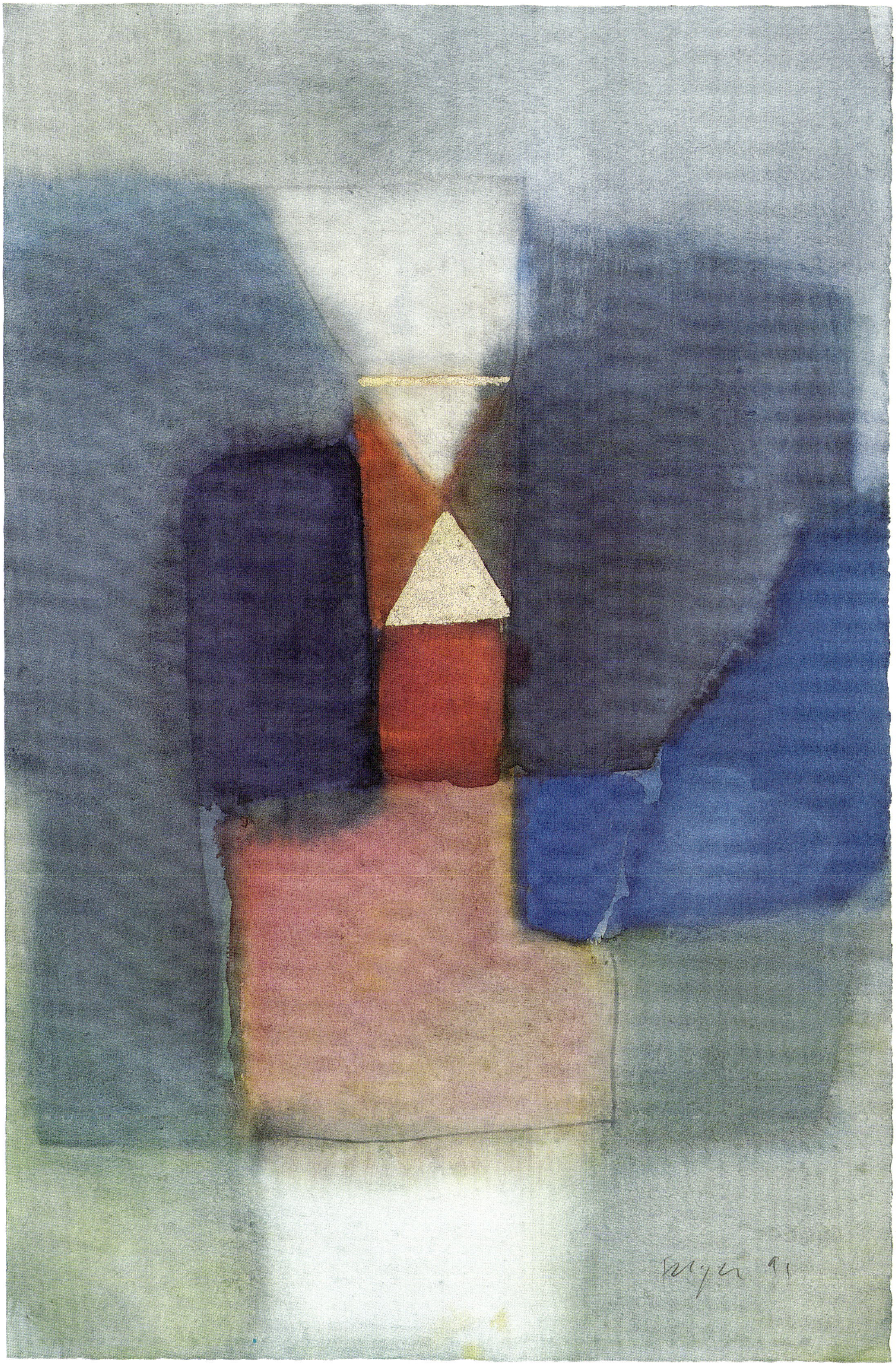

Märzmorgen

Manfred Hausmann

Dies weht vorüber. Denn es ist die Zeit
der Zeichen, die dem Kommenden geweiht.
Der scheue Duft der Wiesen meint nicht sich,
nicht seine leere Schwebung meint der Ast
und seine Knospe nicht der Seidelbast.
Was jetzt geschieht, geschieht nicht eigentlich.

Dies weht vorüber. Später ohne Maß
erblüht's von Kuckucksnelken, Honiggras,
von Schaumkraut, Salbei, Klee und Löwenzahn.
Goldschatten rieseln durch das Birkenlaub,
ein Windhauch löst und hebt den Blütenstaub,
still zieht die Sommerwolke ihre Bahn.

Dies weht vorüber. Eine Weile bleibt
die Frucht, darin der Kern sein Wesen treibt,
die Perlschnur bleibt an Farn und Wegerich,
der Same bleibt, der in Vergänglichkeit
dem heimlich Werdenden sich wieder weiht.
Was auch geschieht, geschieht nicht eigentlich.

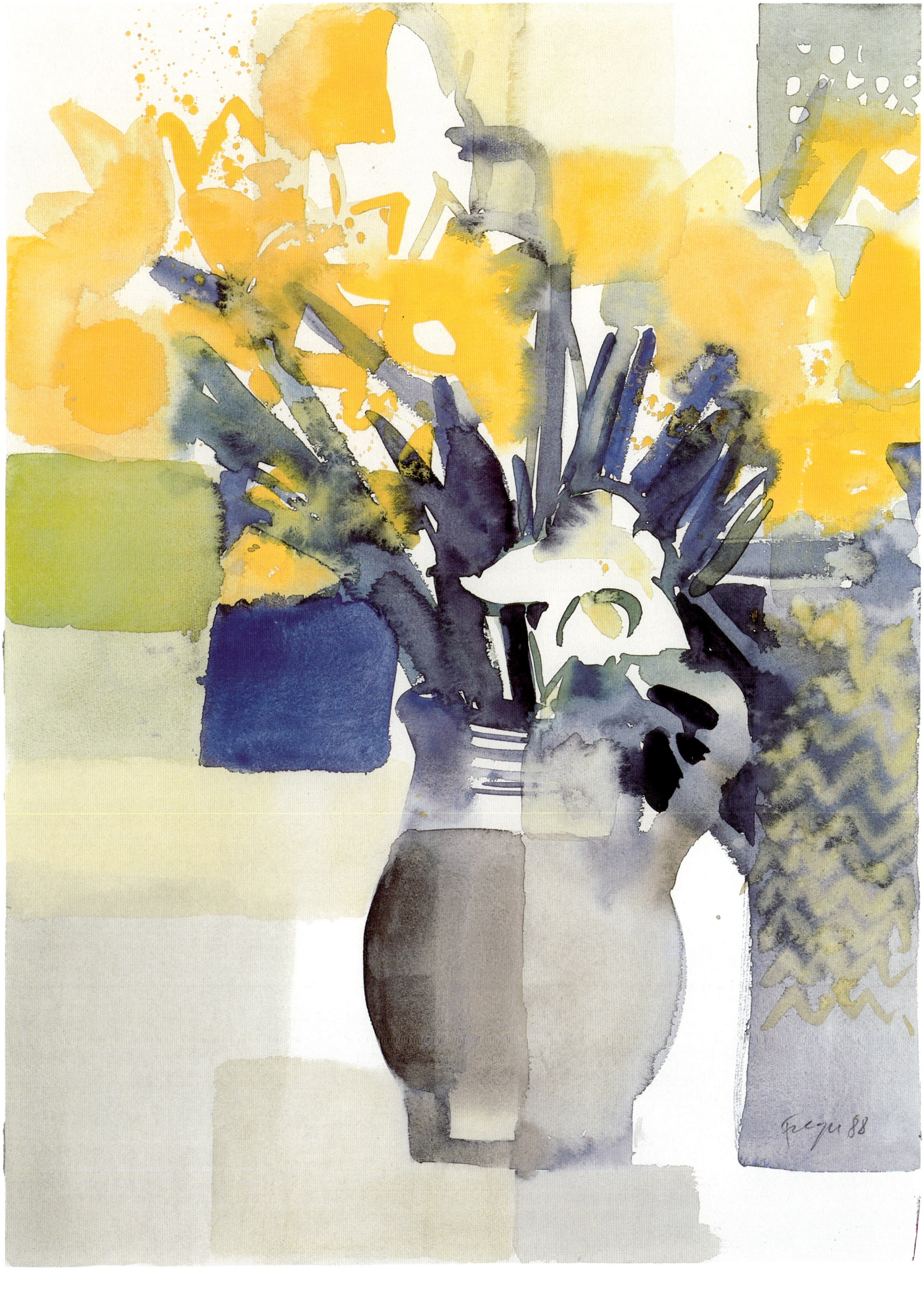

Zwischen deinen Augenbrauen…

Nelly Sachs

Zwischen

deinen Augenbrauen

steht deine Herkunft

eine Chiffre

aus der Vergessenheit des Sandes.

Du hast das Meerzeichen

hingebogen

verrenkt

im Schraubstock der Sehnsucht.

Du säst dich mit allen Sekundenkörnern
in das Unerhörte.

Die Auferstehungen
deiner unsichtbaren Frühlinge
sind in Tränen gebadet.

Der Himmel übt an dir
Zerbrechen.

Du bist in der Gnade.

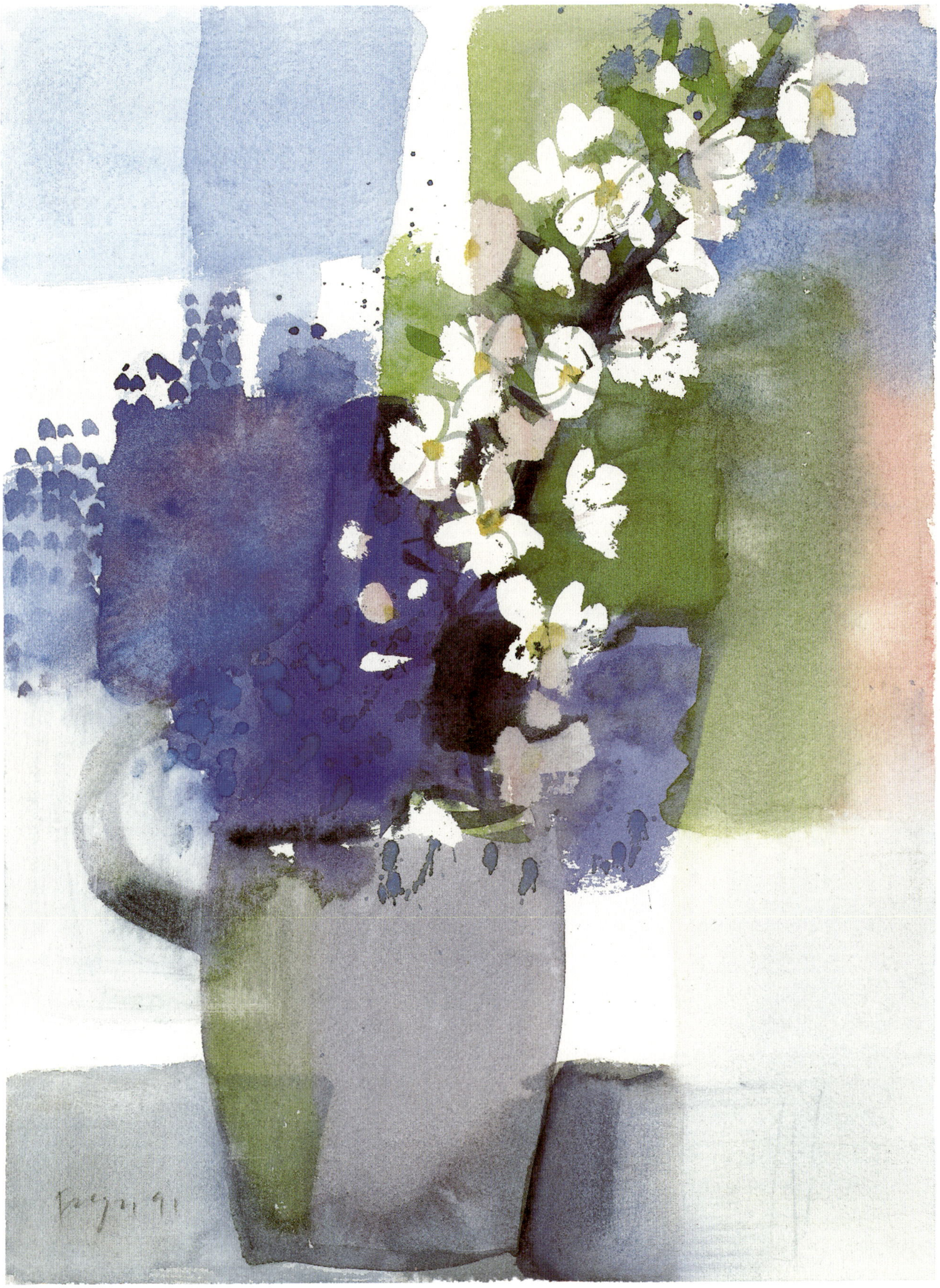

Im Frühling

Eduard Mörike

Hier lieg ich auf dem Frühlingshügel:
Die Wolke wird mein Flügel,
Ein Vogel fliegt mir voraus.
Ach, sag mir, all-einzige Liebe,
Wo du bleibst, daß ich bei dir bliebe!
Doch du und die Lüfte, ihr habt kein Haus.
Der Sonnenblume gleich steht mein Gemüte offen,
Sehnend,
Sich dehnend
In Lieben und Hoffen.
Frühling, was bist du gewillt?
Wann werd ich gestillt?

Die Wolke seh ich wandeln und den Fluß,
Es dringt der Sonne goldner Kuß
Mir tief bis ins Geblüt hinein;
Die Augen, wunderbar berauschet,
Tun, als schliefen sie ein,
Nur noch das Ohr dem Ton der Biene lauschet.
Ich denke dies und denke das,
Ich sehne mich, und weiß nicht recht, nach was:
Halb ist es Lust, halb ist es Klage;
Mein Herz, o sage,
Was webst du für Erinnerung
In golden grüner Zweige Dämmerung?
– Alte unnennbare Tage!

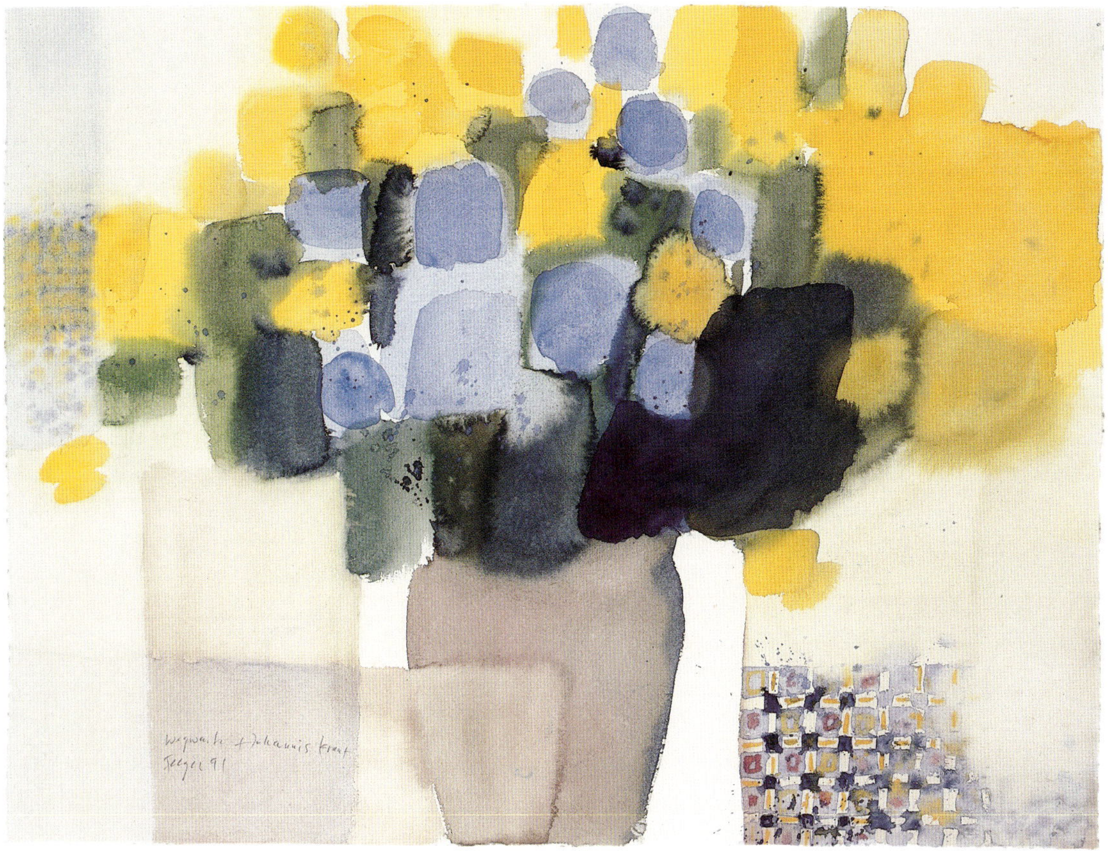
Wegwarte + Johanniskraut
Jaeger 91

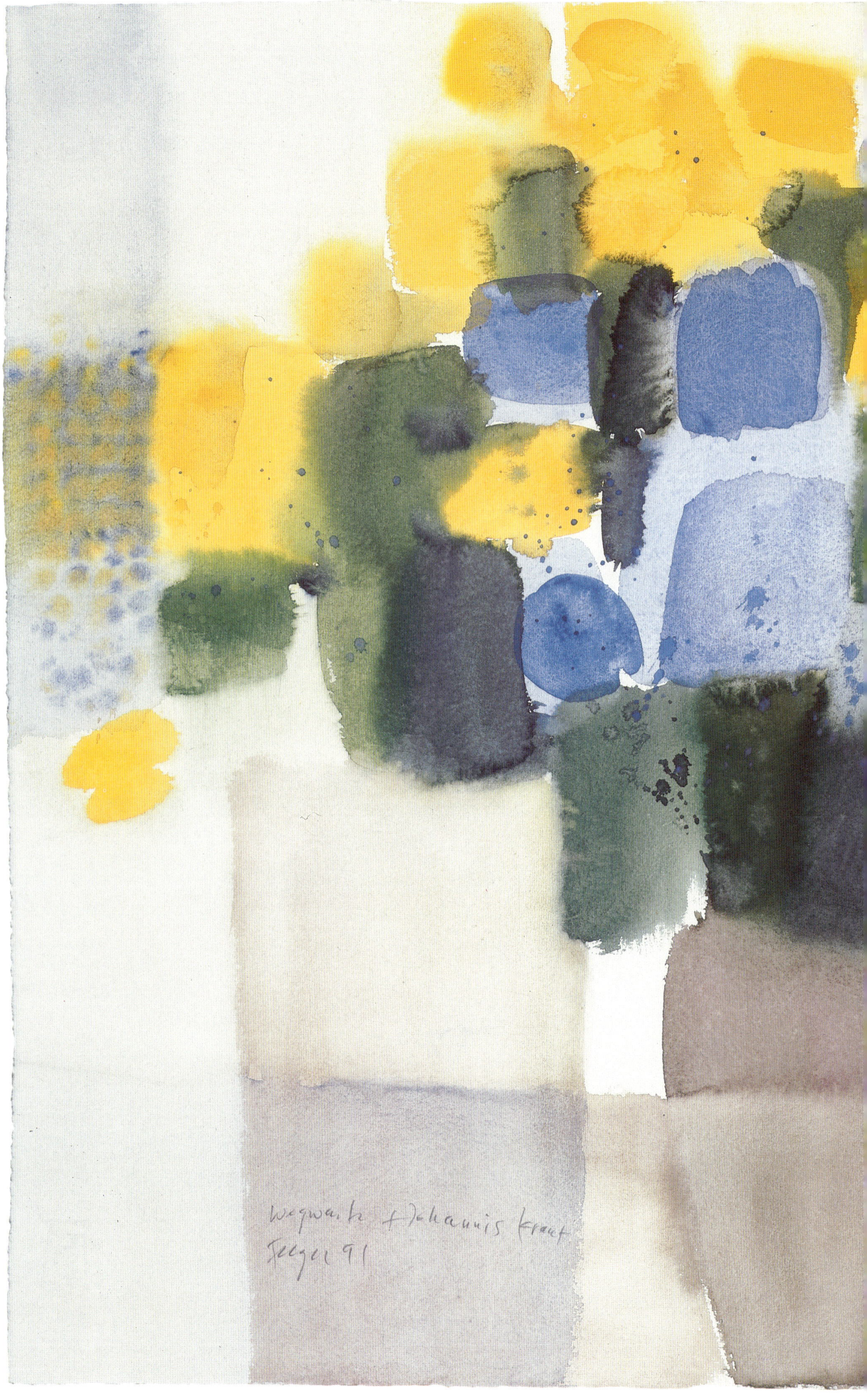
Wegwarte + Johanniskraut
Seeger 91

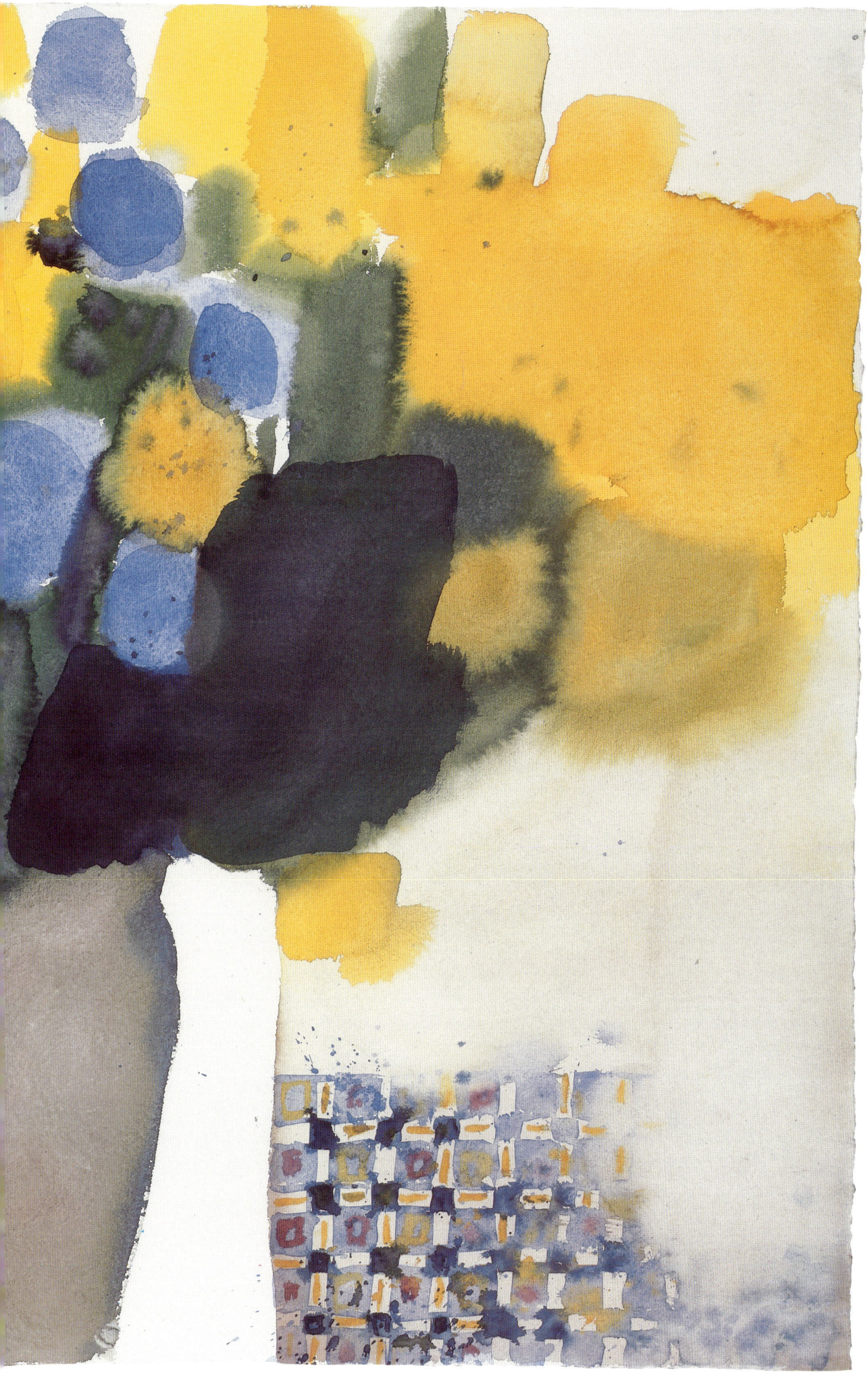

Im Frühling ist der Liebe Zeit

Salomo

Horch, mein Geliebter!

Siehe, da kommt er,

springt über die Berge,

hüpft über die Hügel,

gleich der Gazelle

oder dem Junghirsch!

Siehe, schon steht er

hinter der Mauer,

blickt durch das Fenster,

späht durch das Gitter!

Also hebt an, spricht zu mir mein Geliebter:

"Auf, meine Freundin,

meine Schöne, so komm doch!

Sieh nur, der Winter ist ja vergangen,

die Zeit des Regens ist fort und vorüber.

Die Blumen sind schon der Erde entsproßt.

Die Zeit des Singens ist da,

und die Stimme der Turteltaube

lässet sich hören.

Am Feigenbaum schwellen die Knospen,

die Weinstöcke blühen und duften.

Auf, meine Freundin,

meine Schöne, so komm doch!

Du, meine Taube in Felsenklüften,

im Versteck an der Steilwand,

laß mich schauen deine Gestalt,

laß deine Stimme mich hören!

Denn deine Stimme ist süß

und lieblich dein Anblick."

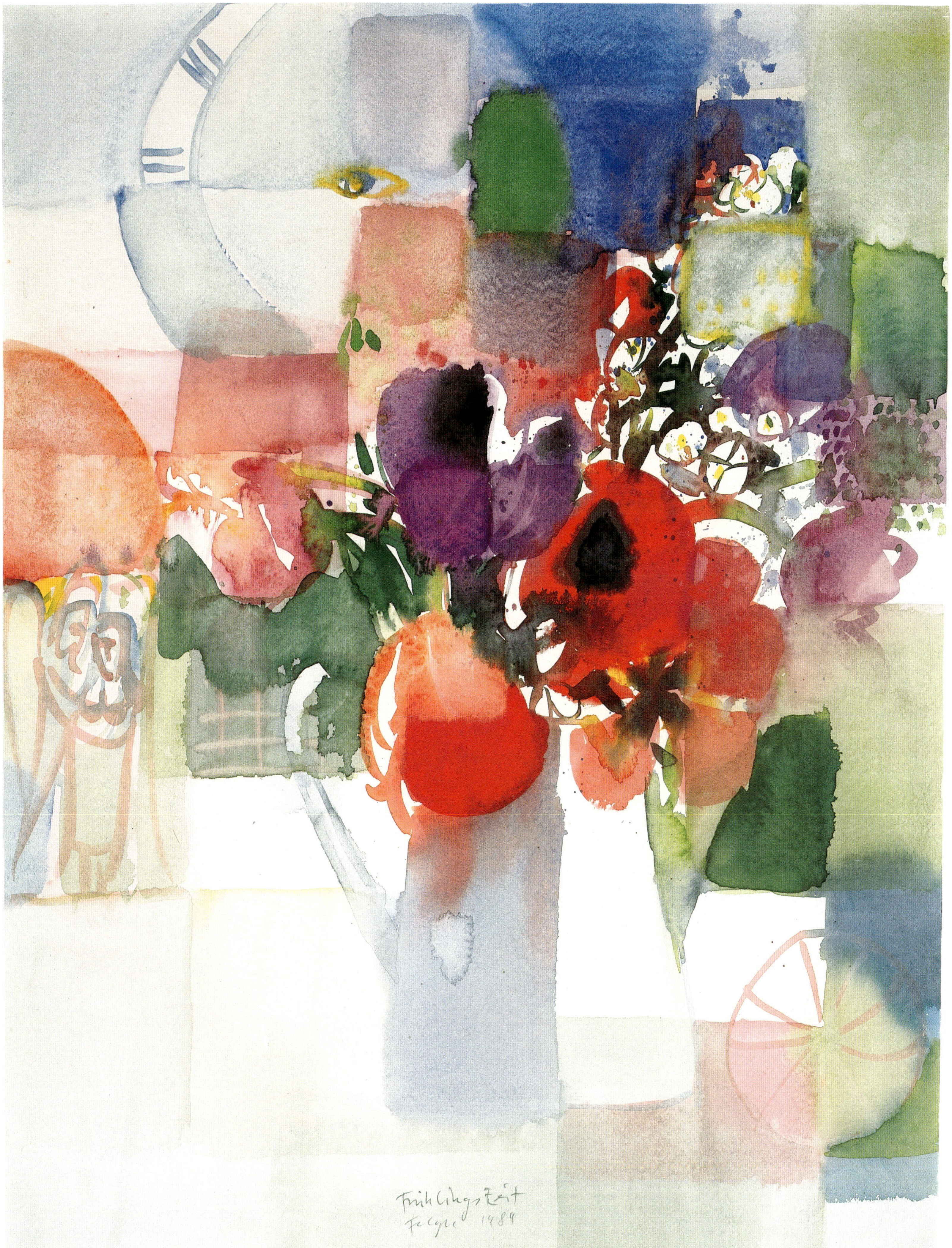
Frühlingszeit
Fecyrc 1984

in der mitte des sommers

Jan Skácel

Vollkommen ist's

wie der sommer sich über die dämmerung beugt

An dünnen ästen makellose vogelbeeren

und außerhalb des gewichts der zeit

Der august so nah wie die distel am weg

Die tage um einen fußbreit kürzer

Unter zerbrechlichem stern bruchstückhafte gespräche

Noch glauben wir's einander nicht daß aus dem nahen dickicht

der herbst tritt

Immerzu liegen die bäume vor anker in wurzeln wie glocken

Sicherheit überkommt

Und wunderschön das überflüssigsein der klage

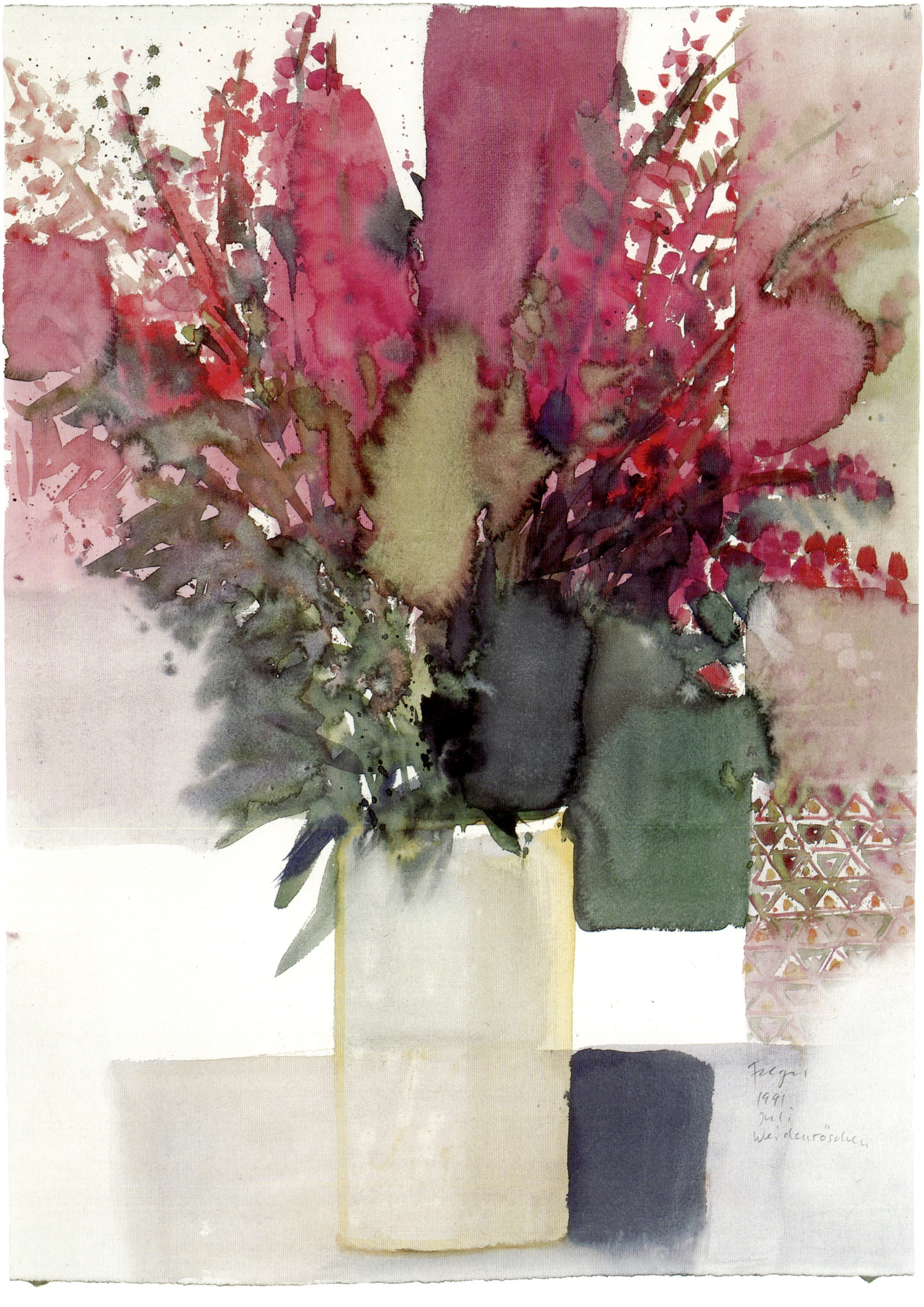
1991
Juli
Weidenröschen

der sommer geht weg

Reiner Kunze

Die distel schmeichelt mit weichem fell

Die mohnblume wirft ihr kleid ab

wie eine schwangere

Die kamille franst aus

an den knöpfen

Die wegwarte schließt sich

und ergraut

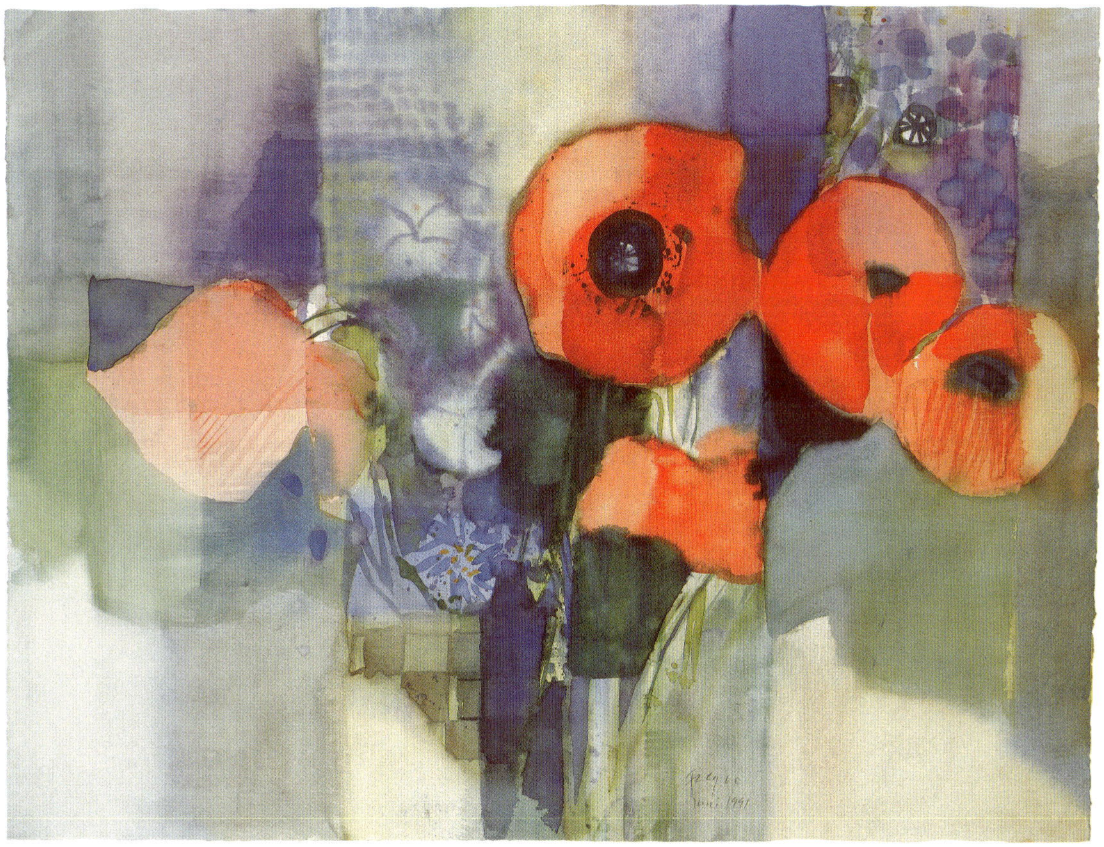

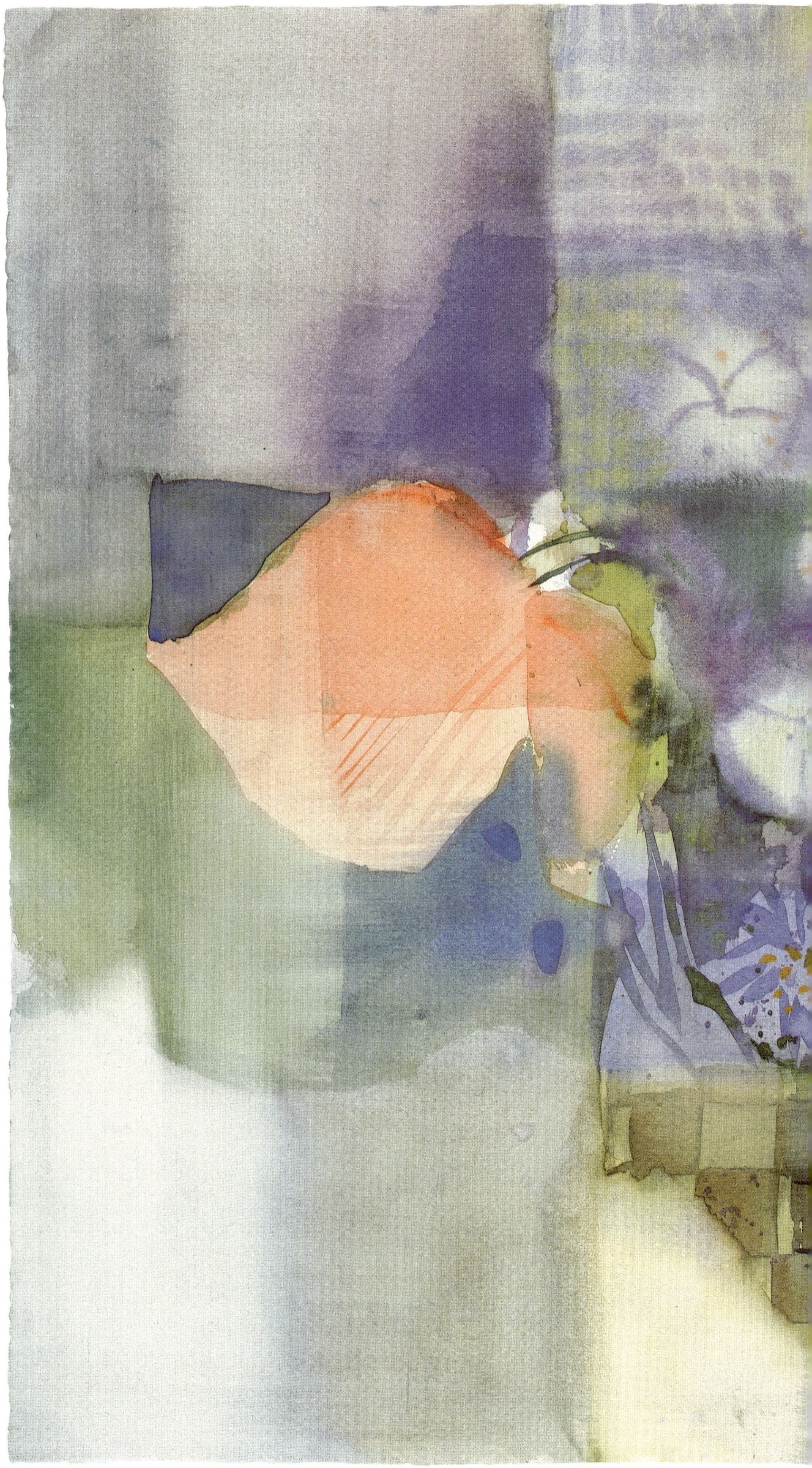

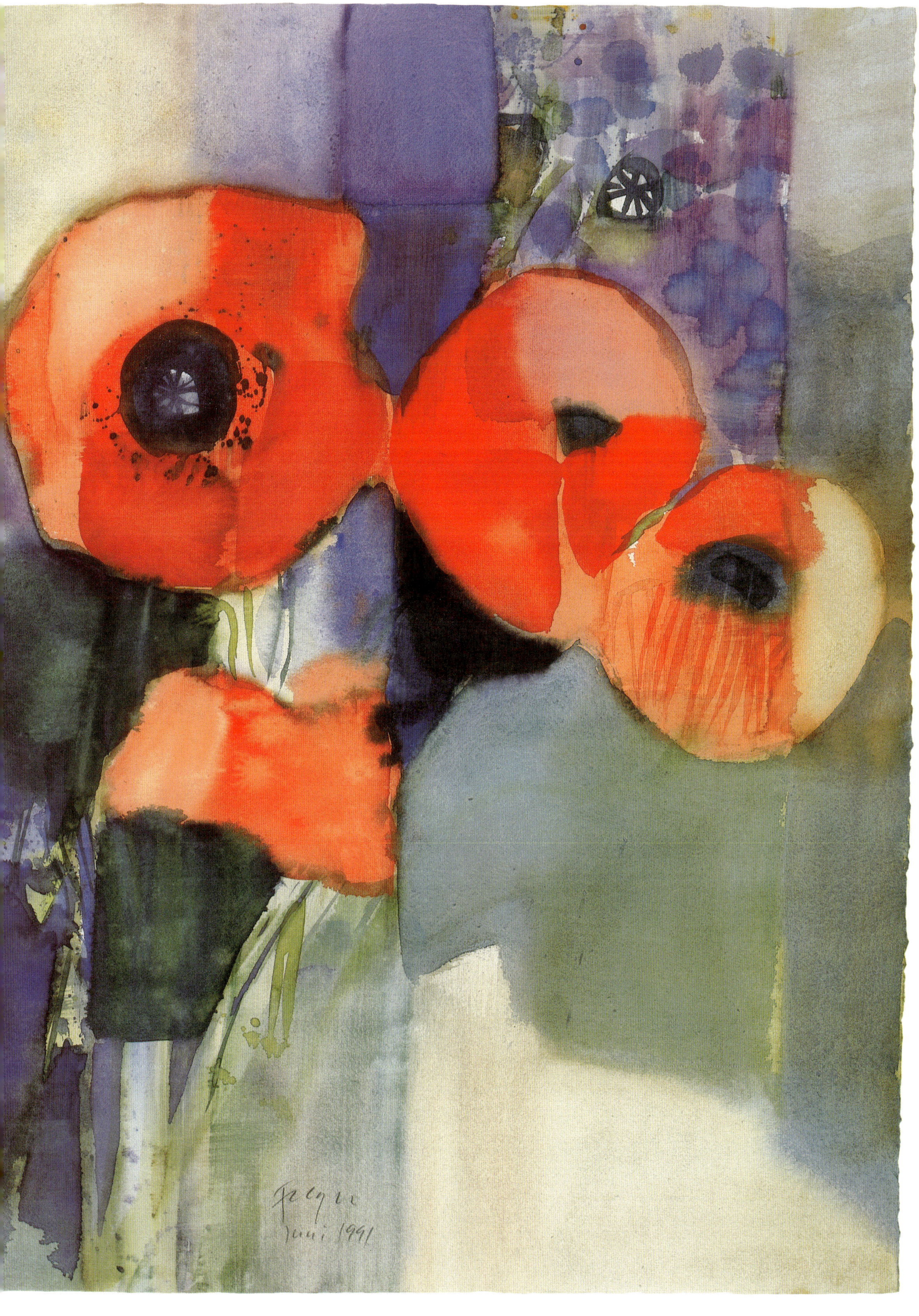
Juni 1991

Spätblau

Hermann Hesse

O reine, wundervolle Schau,

Dich ebnest friedvoll, ernst und hold,

Wenn du aus Purpurrot und Gold

Du leuchtendes Spätbimmelblau!

Du mahnst an eine blaue See,

Darauf das Glück vor Anker hält

Zu seliger Rast. Vom Ruder fällt

Der letzte Tropfen Erdenweh.

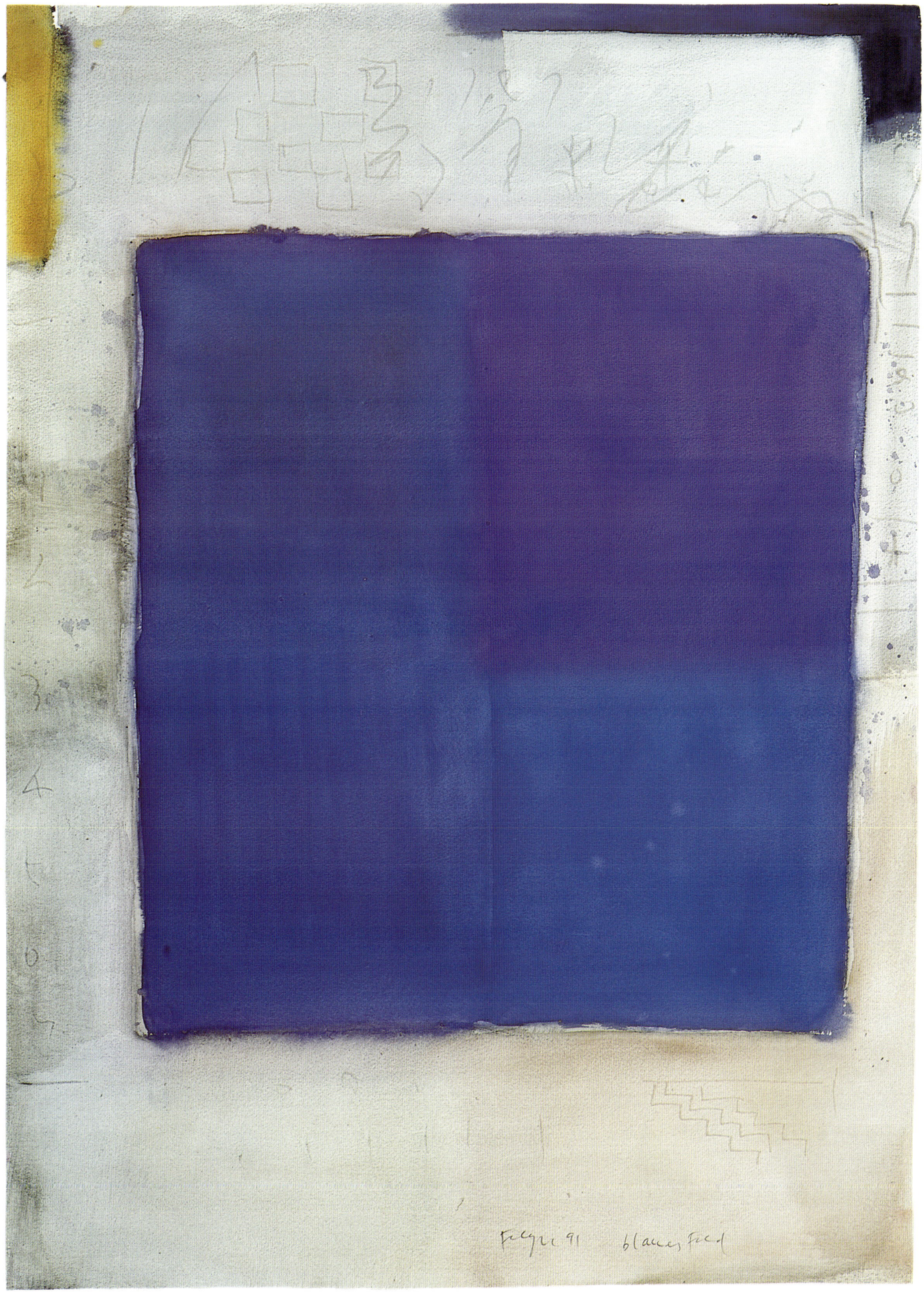

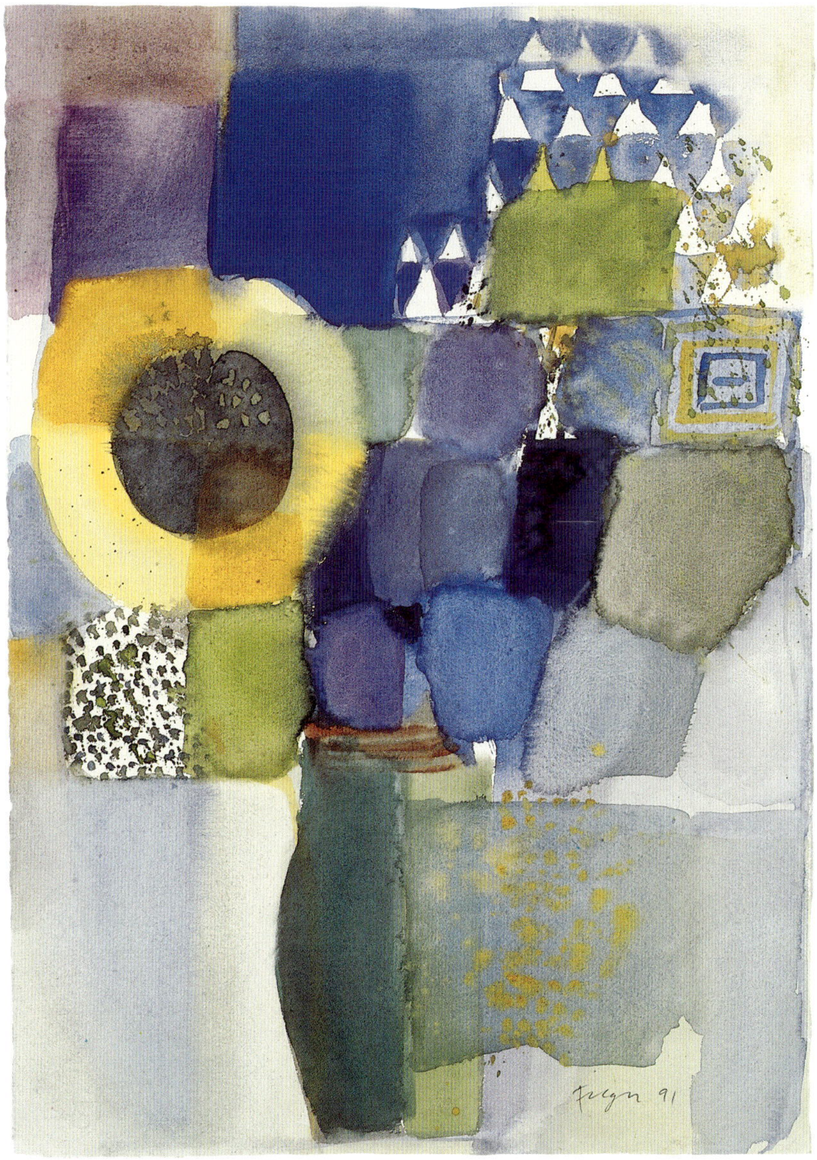

Die Sonnenblume

Reinhold Schneider

Trostlos gebeugt vom Übermaß der Frucht,

Des Lichtes müde, dessen Bild sie war,

Sieht sie den Himmel täglich glühend klar

Und fühlt noch schwerer ihres Samens Wucht.

Längst ist der Sommer eilig auf der Flucht,

Und Blätter wirbeln, leicht und wunderbar, –

In ihr wächst fort die drängende Gefahr,

Des Himmels Segen und des Himmels Zucht.

O Übermaß gestaltversuchten Lebens,

Du beugst den Stamm, bevor er Früchte reift,

Du nimmst den Saft, eh sich die Kapsel schließt.

So glüht die Sonne endlich doch vergebens,

Weil sie zu tief in deine Wurzeln greift

Und ihr dein Mark zu voll entgegenfließt.

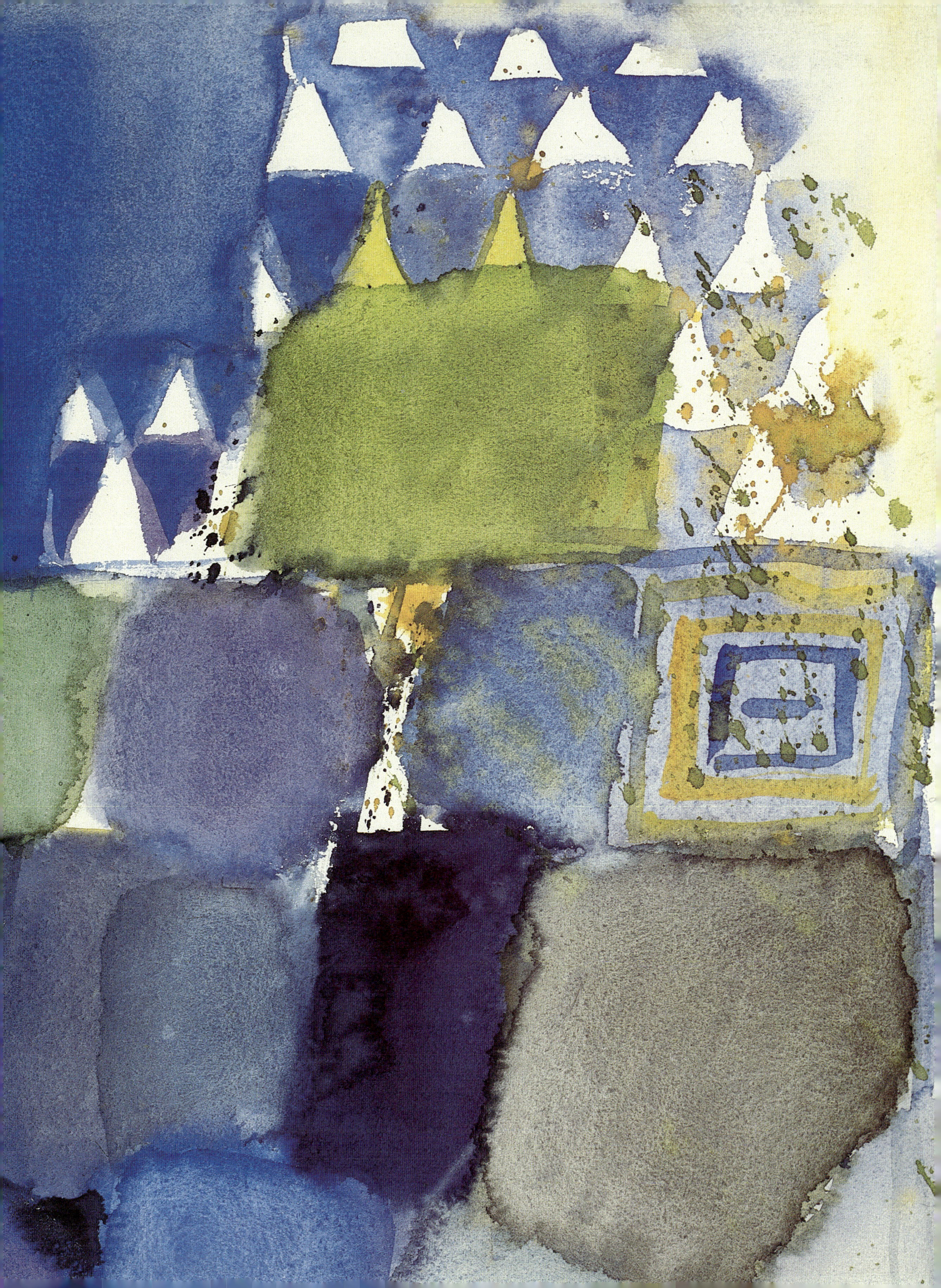

Die Blume betrachten…

Toyotama Tsuno

Die Blume betrachten,

die sich öffnen will:

ein Ahnen vom Ursprung der Welt.

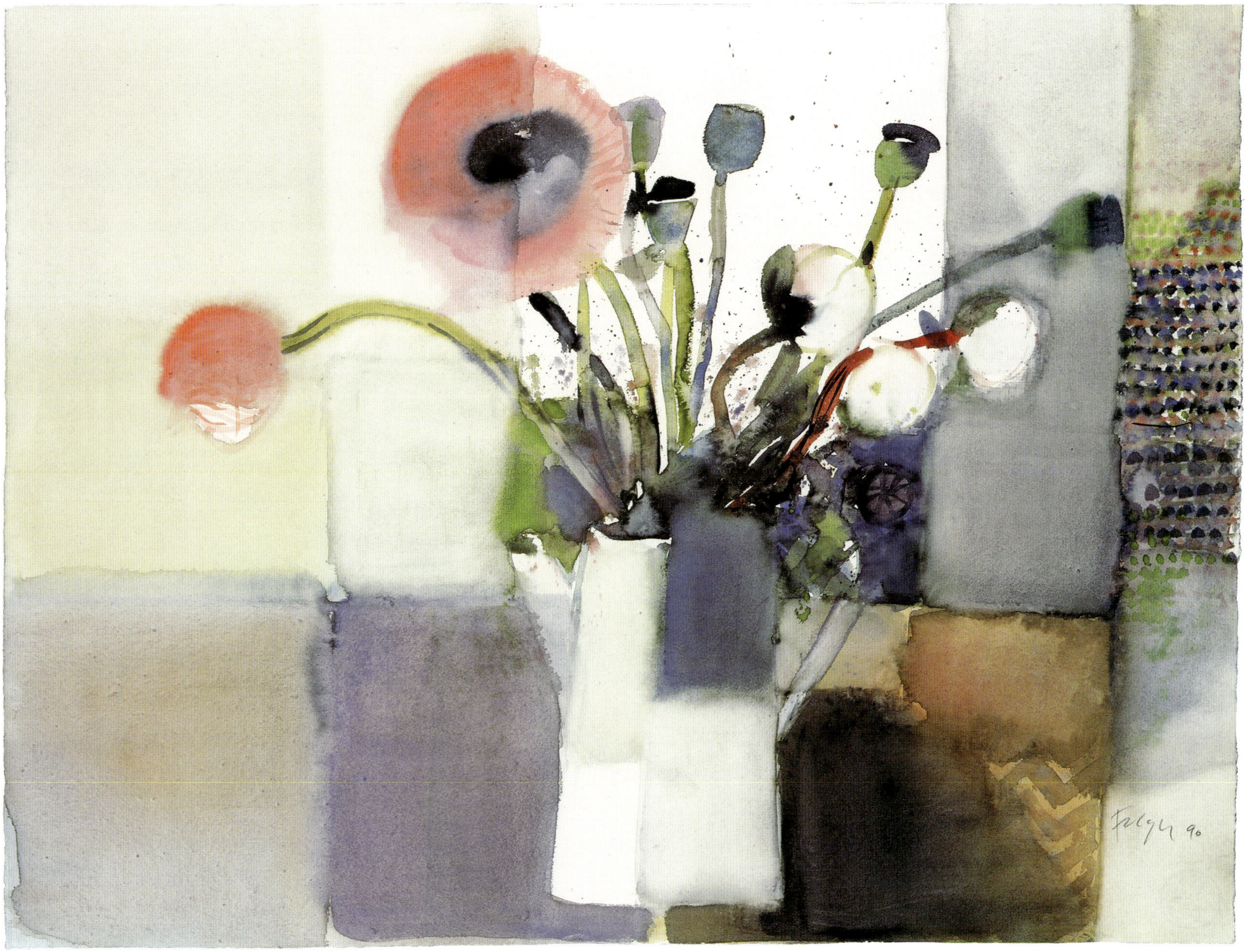

Farbwerdung

Rüdiger Görner

Ins Azur der Augen

sinken

oder prismatisch werden

im späten Licht,

violett verschattet

oder gelblich umflort,

als ginge ich auf im Schein.

Oder bin ich

zuletzt die Palette,

auf der sie zu mischen wäre,

die Farbe des Anderen.

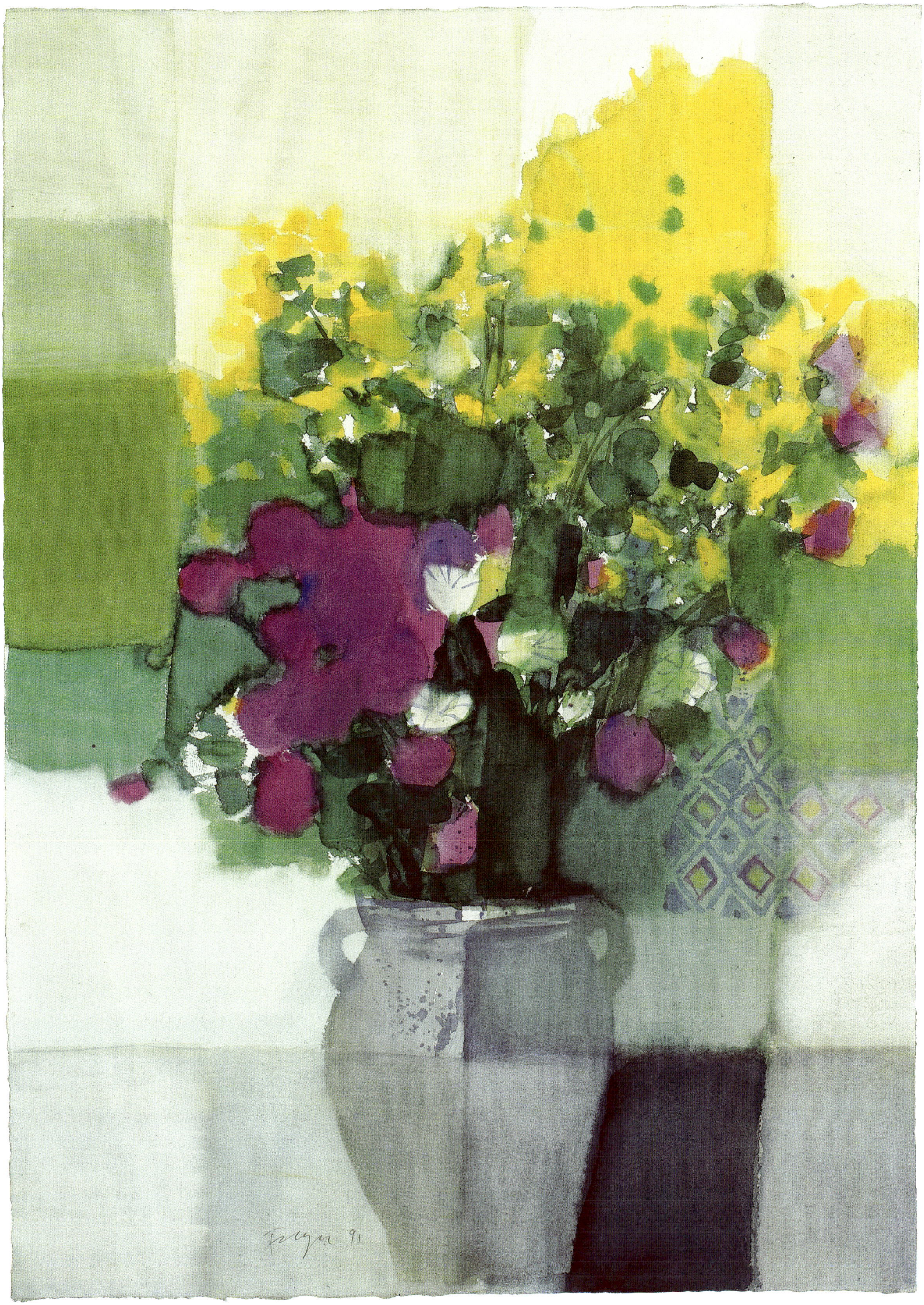

Luft, die alles füllet…

Gerhard Tersteegen

Luft, die alles füllet,

drin wir immer schweben,

aller Dinge Grund und Leben,

Meer ohn Grund und Ende,

Wunder aller Wunder,

ich senk mich in dich hinunter.

Ich in dir,

du in mir!

Laß mich ganz verschwinden,

dich nur sehn und finden.

Du durchdringest alles;

laß dein schönstes Lichte,

Herr, berühren mein Gesichte.

Wie die zarten Blumen

willig sich entfalten

und der Sonne stille halten,

laß mich so

still und froh

deine Strahlen fassen

und dich wirken lassen.

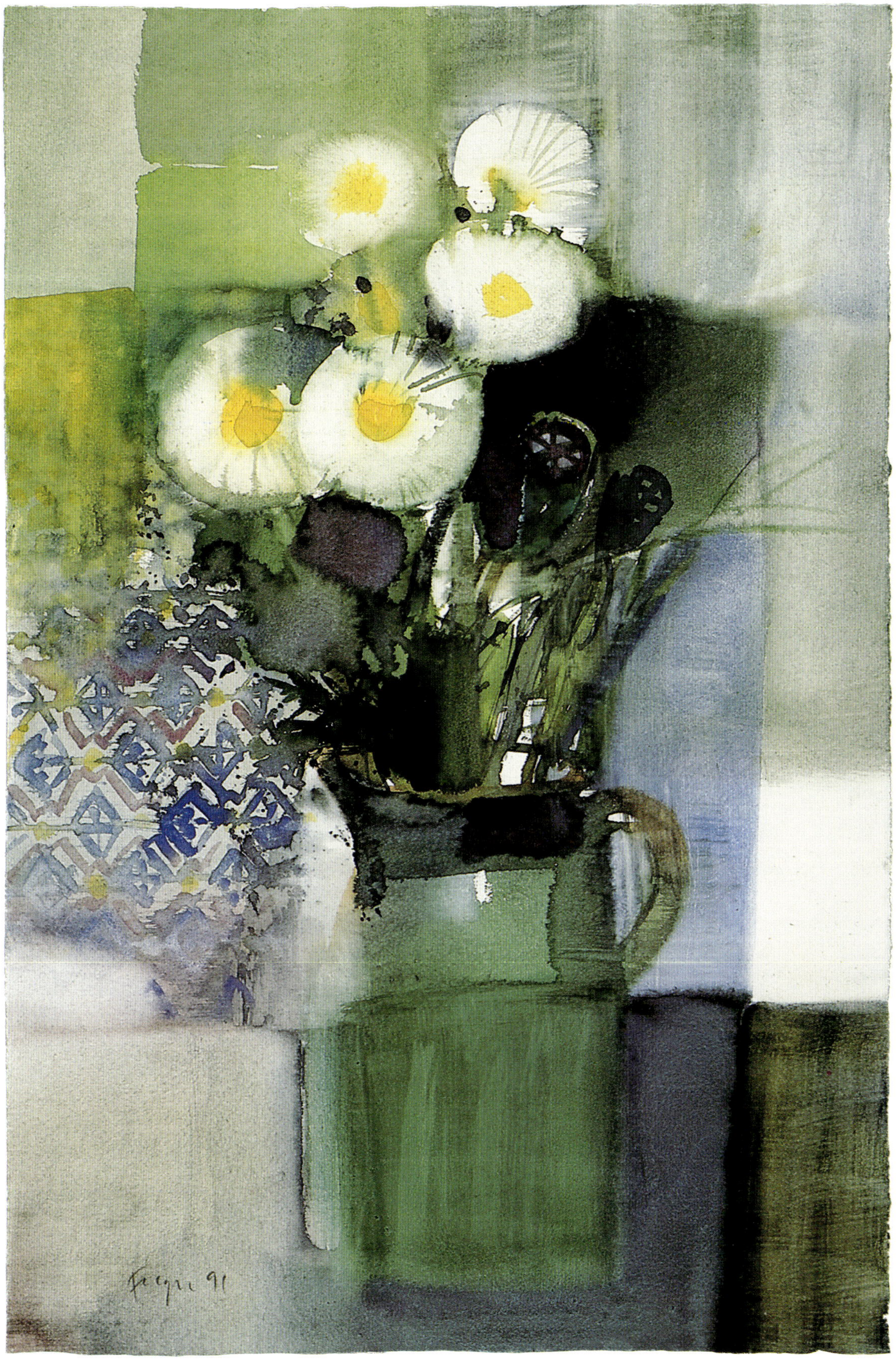

Für viele

Christian Morgenstern

Wieviel Schönheit ist auf Erden

unscheinbar verstreut;

möcht ich immer mehr des inne werden.

Wieviel Schönheit, die den Taglärm scheut,

in bescheidnen alt und jungen Herzen!

Ist es auch ein Duft von Blumen nur,

macht es holder doch der Erde Flur,

wie ein Lächeln unter vielen Schmerzen.

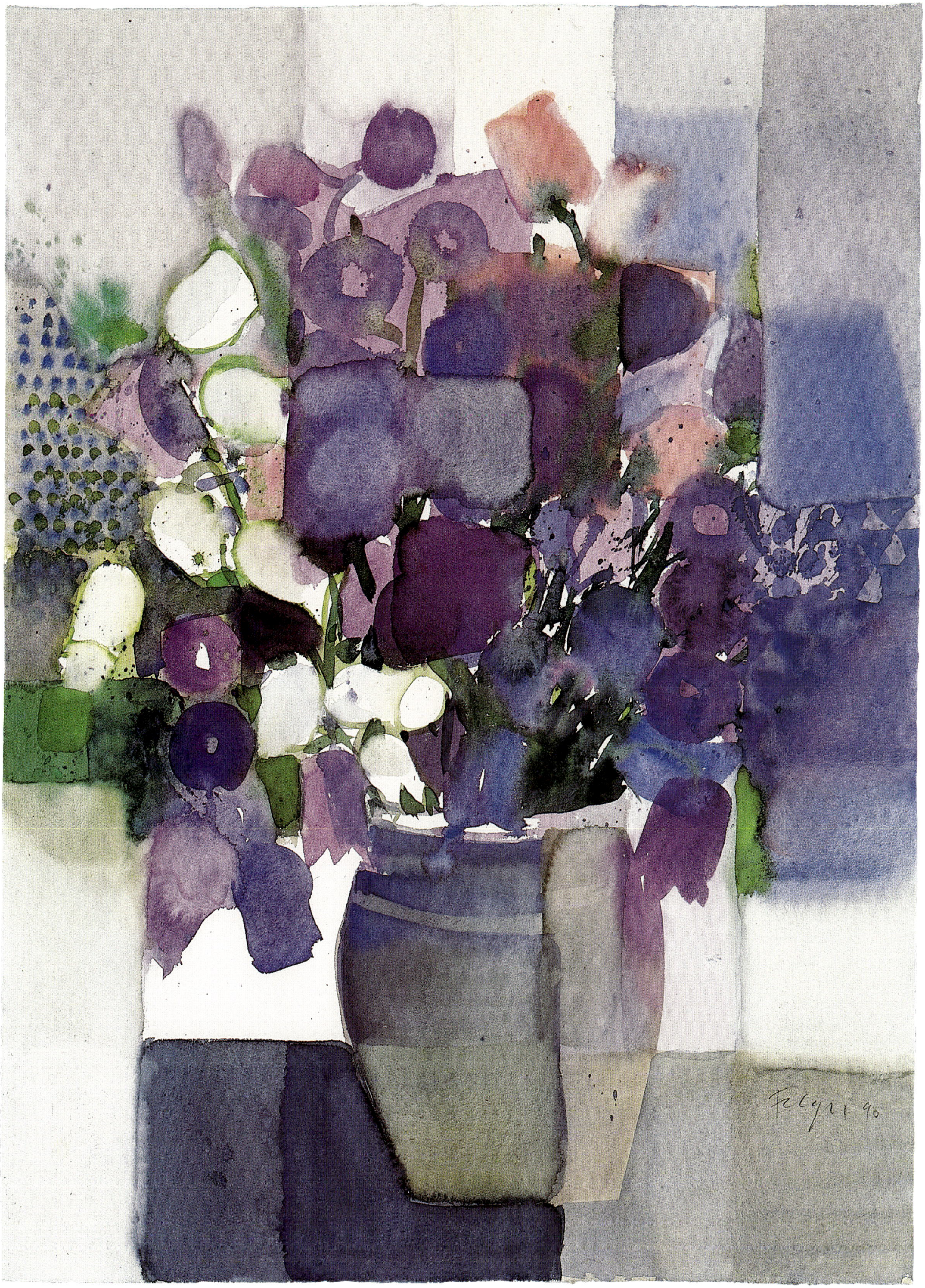

Warens Blumen…

Christian Wagner

Warens Blumen mit den wunderbaren

Silberhellen kleinen Flügelpaaren:

Oder warens, fragt ich, Blumenengel,

Hingeheftet an die Blütenstengel?

Warens Blumen die beim Mondenschimmer

Mir mit Duft erfüllt mein kleines Zimmer?

Oder hatten durch die Nacht geklungen

Traumhaft süße Überlieferungen?

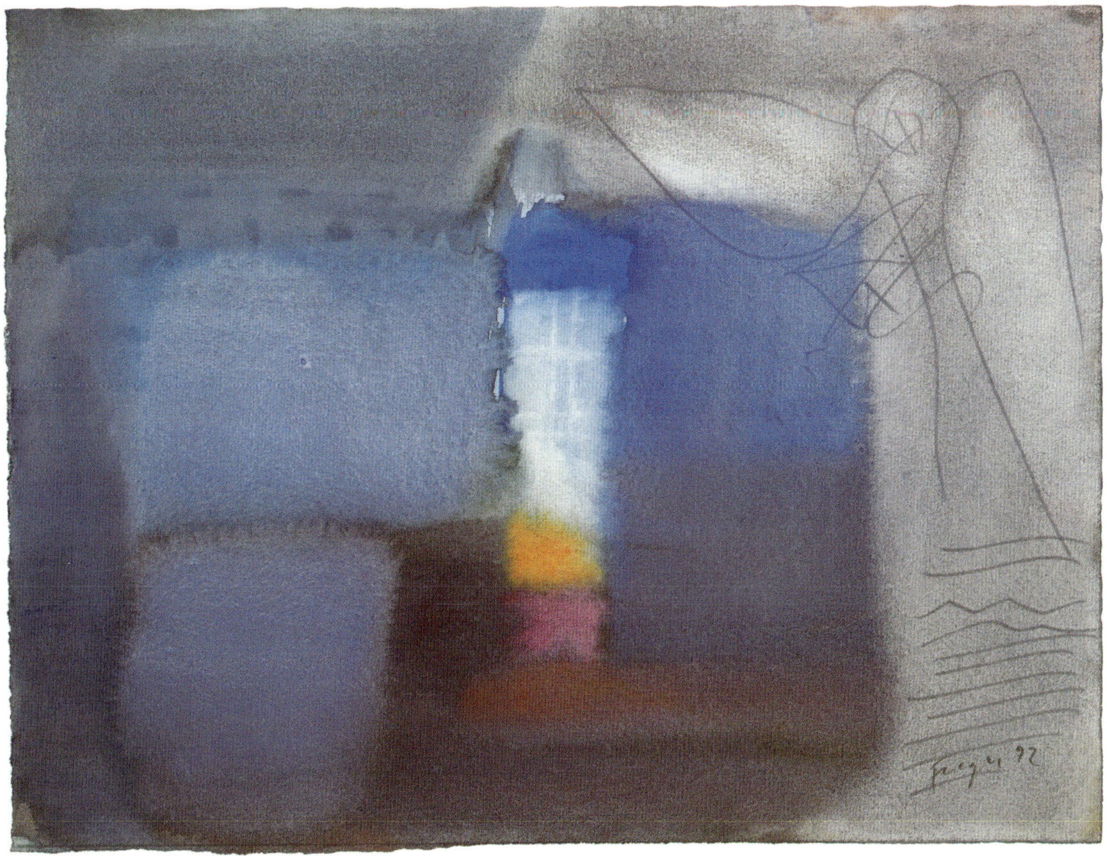

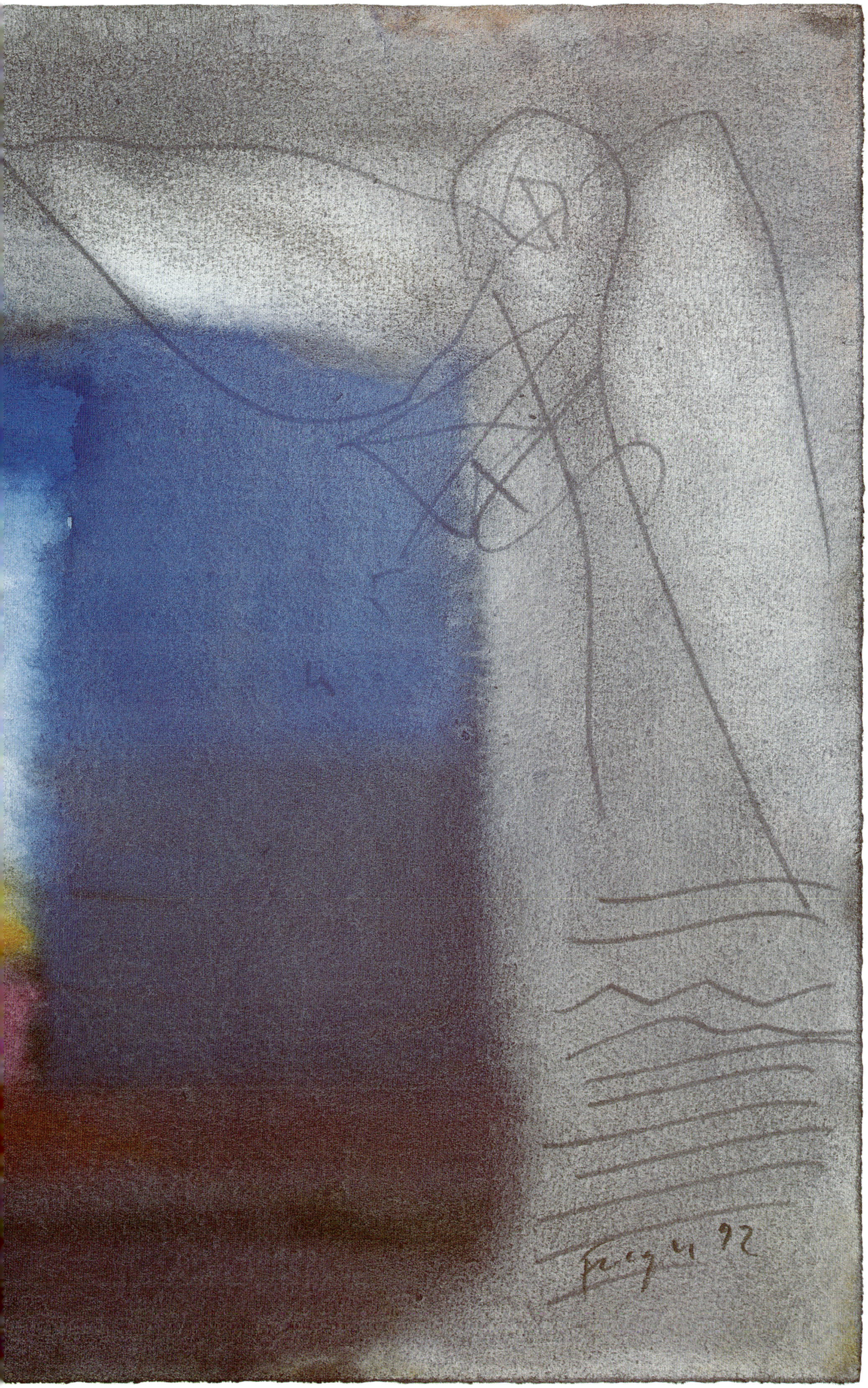

Das Rosen-Innere

Rainer Maria Rilke

Wo ist zu diesem Innen

ein Außen? Auf welches Weh

legt man solches Linnen?

Welche Himmel spiegeln sich drinnen

in dem Binnensee

dieser offenen Rosen,

dieser sorglosen, sieh:

wie sie lose im Losen

liegen, als könnte nie

eine zitternde Hand sie verschütten.

Sie können sich selber kaum

halten; viele ließen

sich überfüllen und fließen

über von Innenraum

in die Tage, die immer

voller und voller sich schließen,

bis der ganze Sommer ein Zimmer

wird, ein Zimmer in einem Traum.

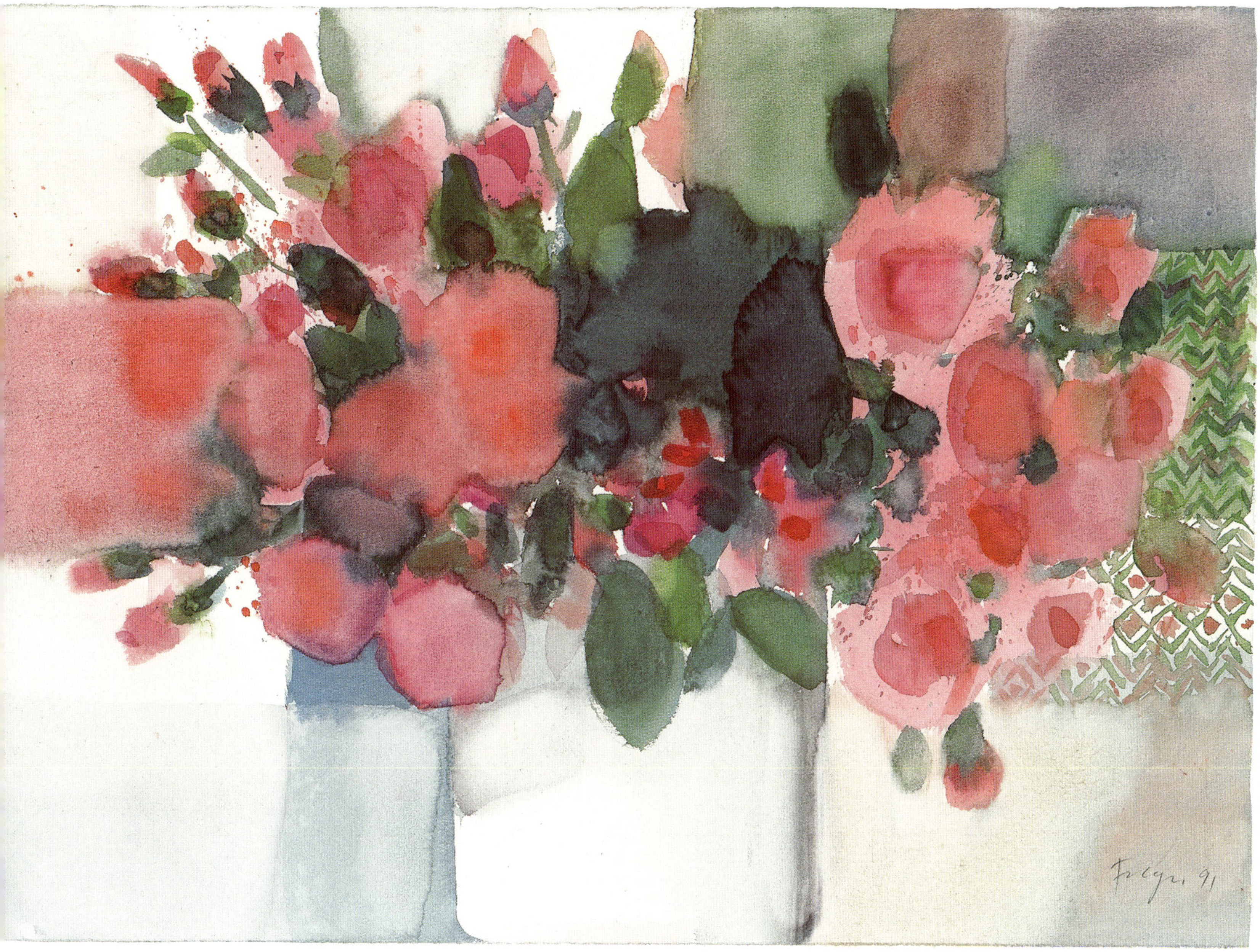

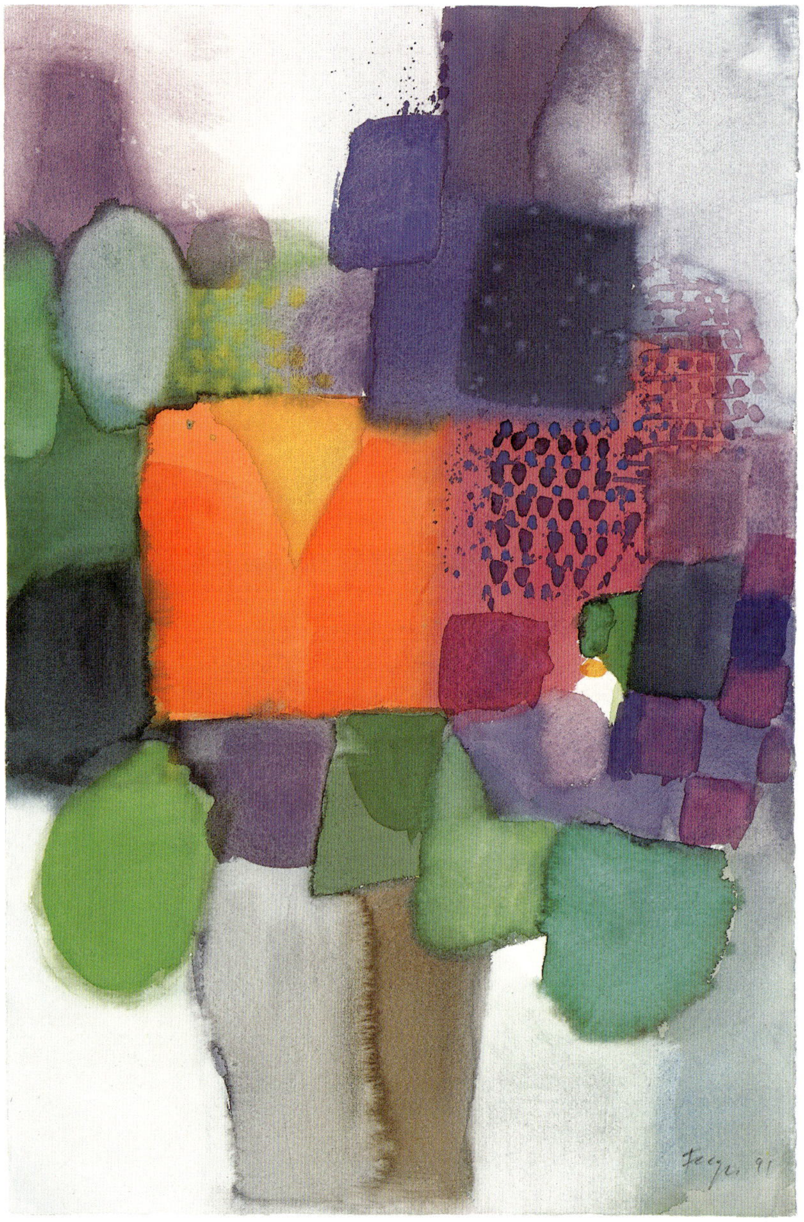

Es knospt

Hilde Domin

Aufblühen

Es knospt

unter den Blättern

das nennen sie Herbst.

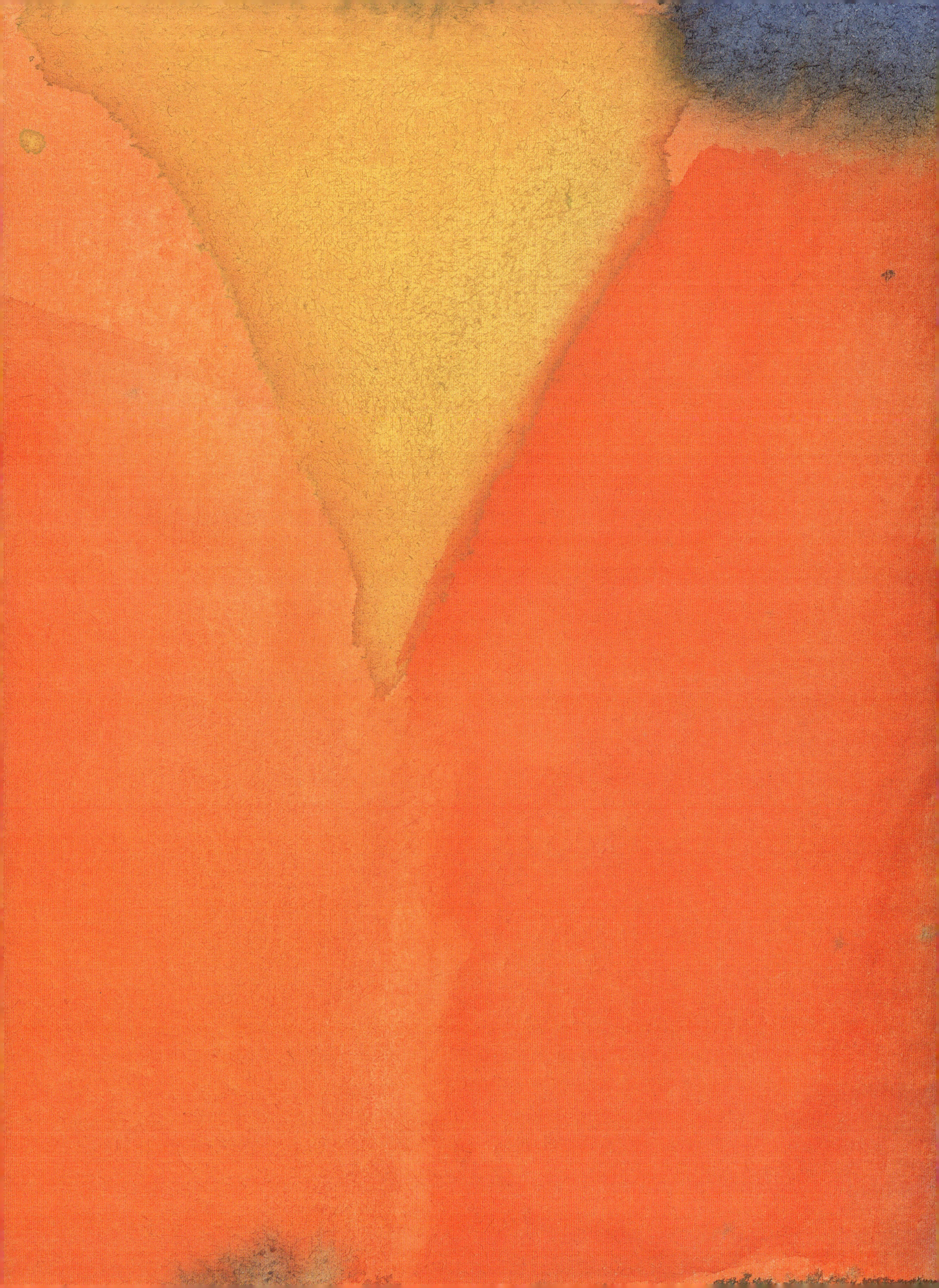

In die Tiefe der Veilchen…

Odysseas Elytis

In die Tiefe der Veilchen

Getropfte Musik

Erde benetzt von uraltem

Siebenfarbenen Traum

Kaum in der Ferne

Hörbar der Herzschlag

Und sein unschuldiges Sehnen

Brunnen der Chrysanthemen.

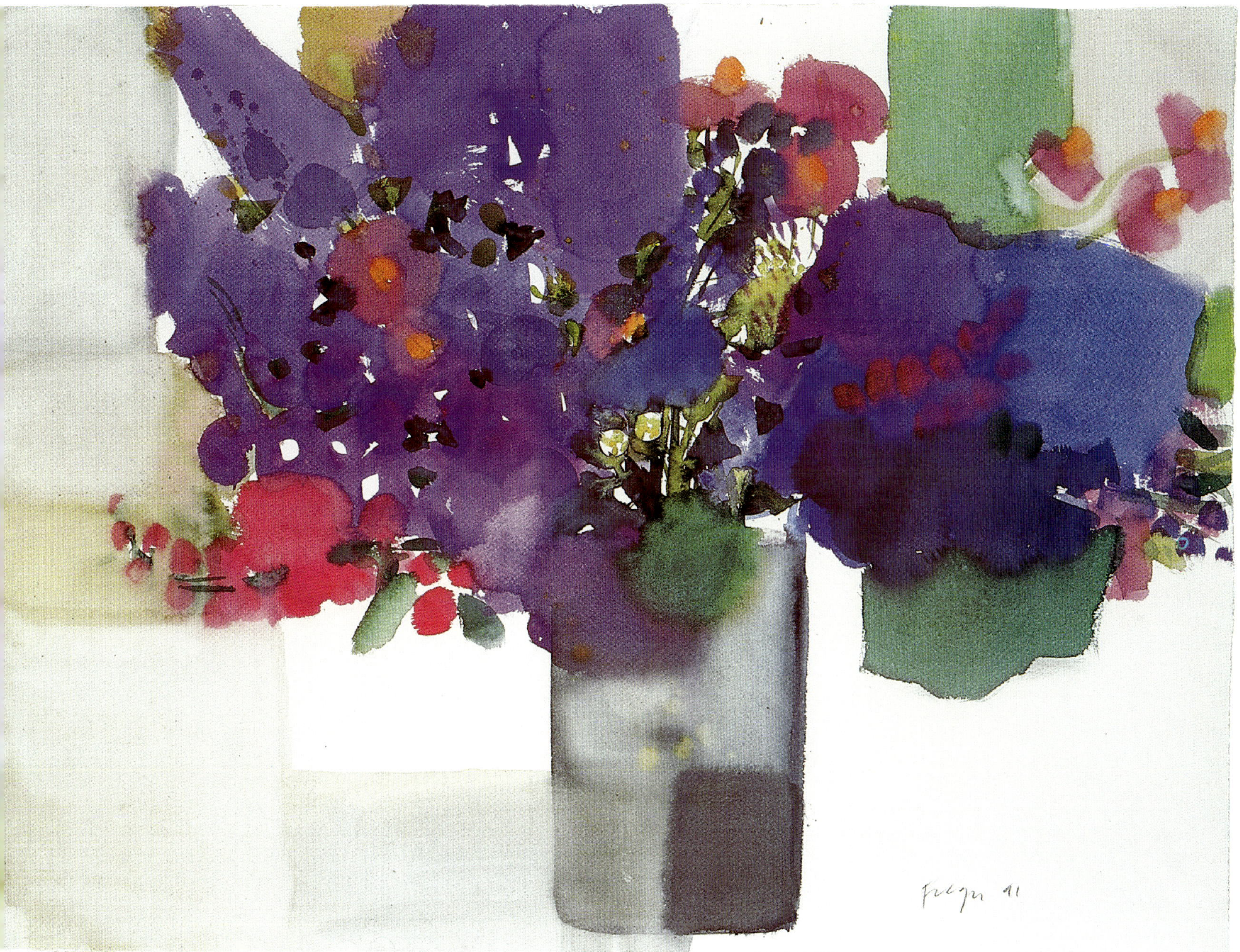

Spät im Jahr

Albrecht Goes

Habt Vorrat ihr genug, ihr meine Augen,

Für einen Winter, lang und weiß und grau?

Nehmt noch dies Asternrot, dies weiche Lila,

Dies späte Gelb, dies herbstlich klare Blau,

Und nehmt den Silberglanz der großen Flüge

Des Habichts und des Eichelhähers wahr,

Und auch den Birnbaum nehmt, ein goldnes Gleichnis

Des Überschwangs vom segensreichen Jahr.

Und endlich nehmt das Lächeln und die reine

Strahlung des schönen Menschenangesichts,

Und alle Nacht wird herrlich euch erhellt sein

Vom farbgen Widerschein geliebten Lichts.

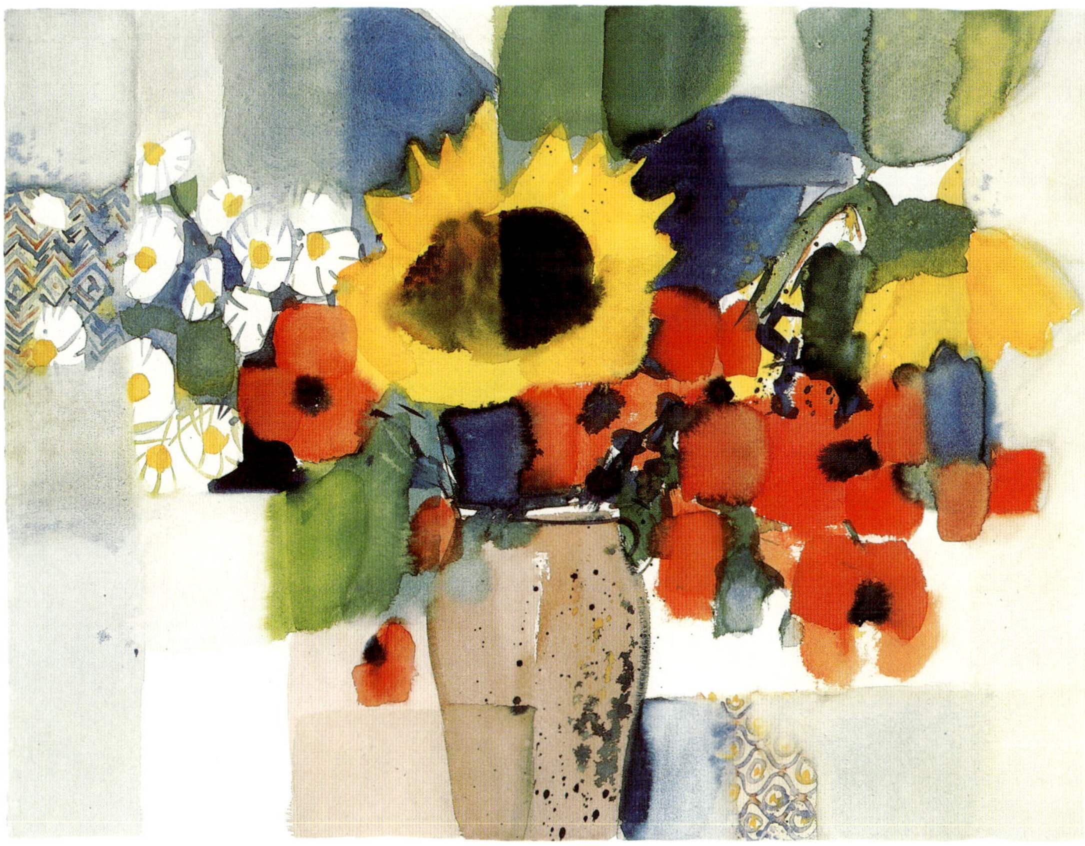

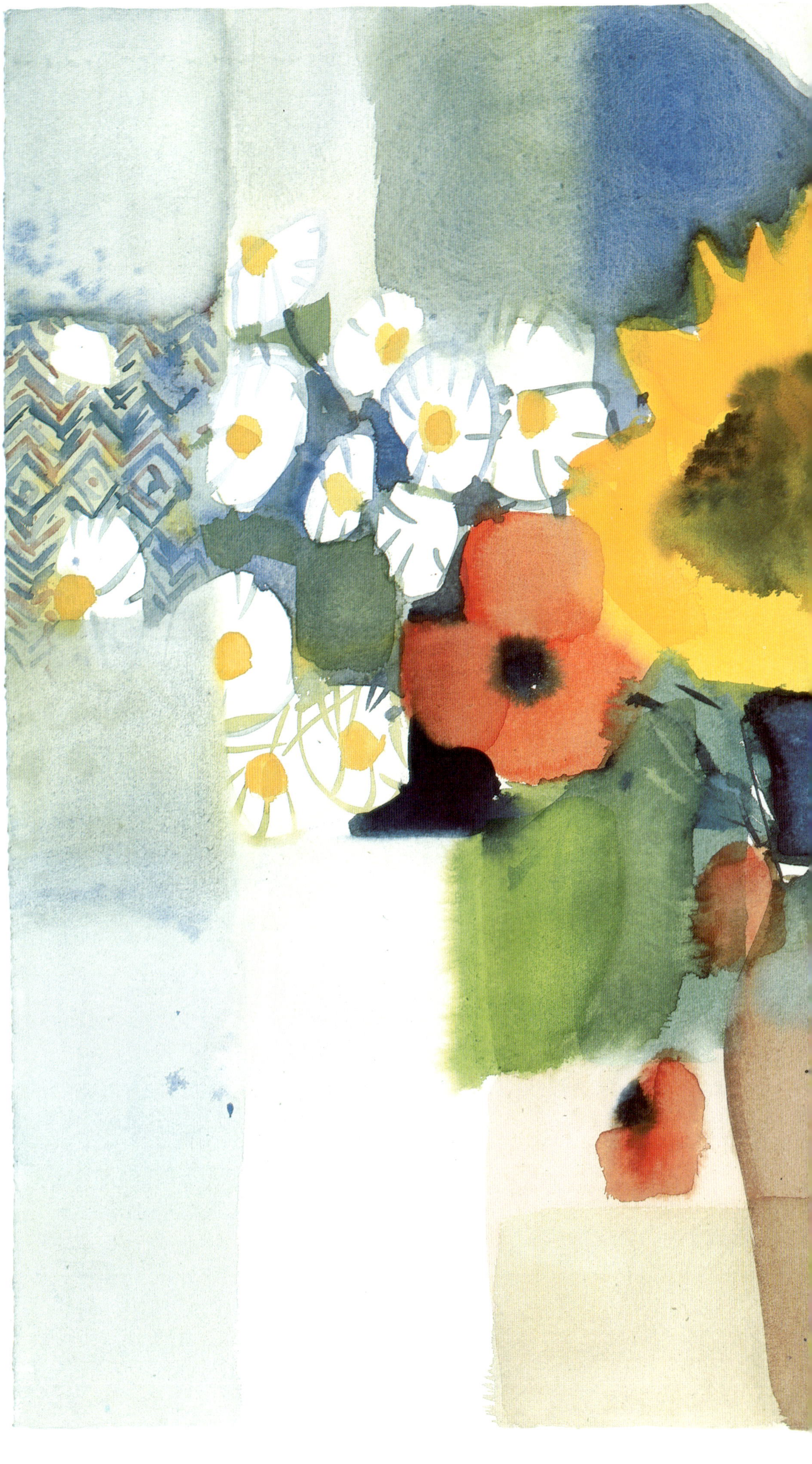

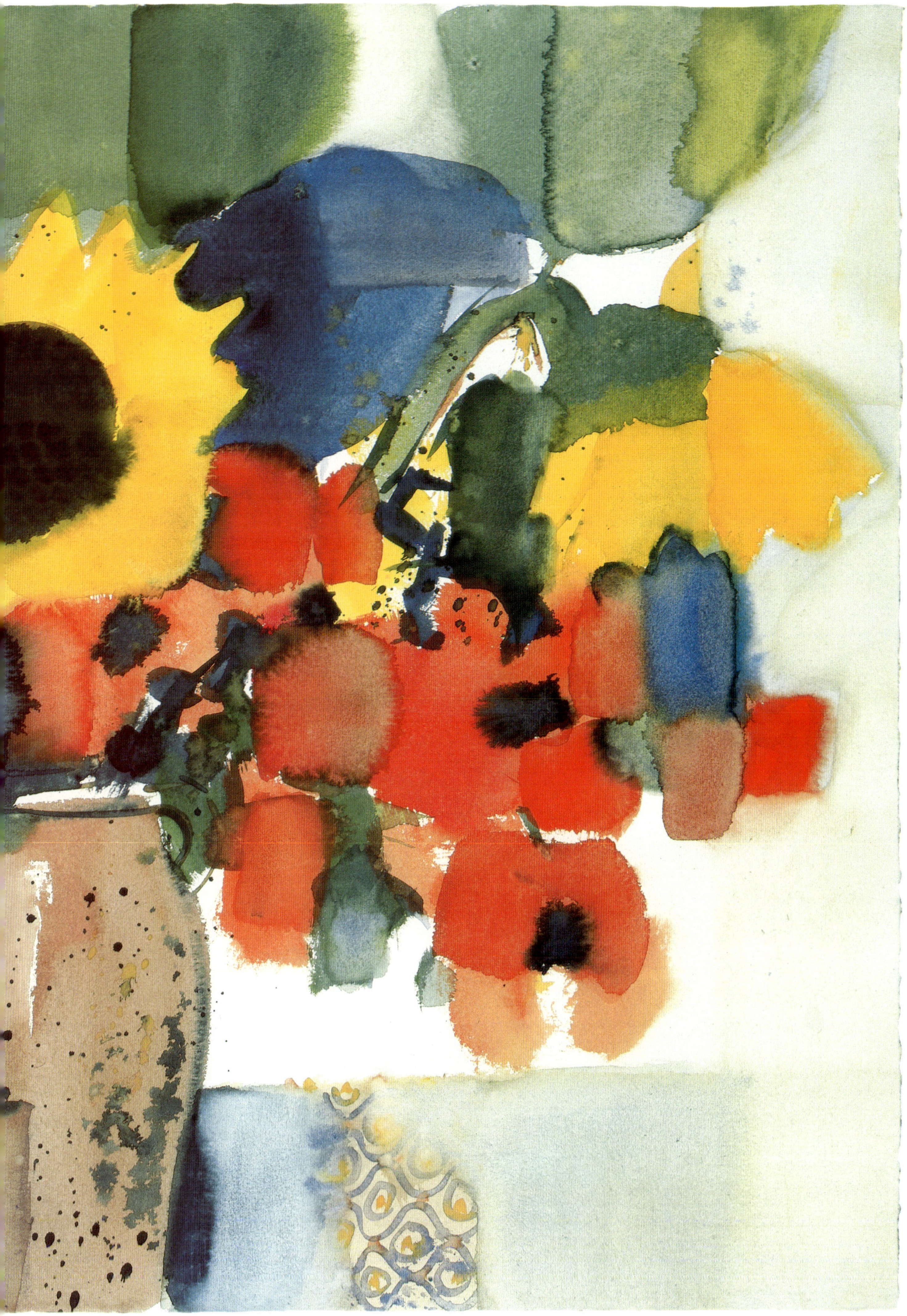

Aus dem Sonnengesang

Franz von Assisi

Gelobt seist Du,

mein Herr,

durch unsere Schwester

Mutter Erde,

die uns ernährt

und erhält,

vielfältige Frucht

uns trägt

und bunte Blumen

und Kräuter.

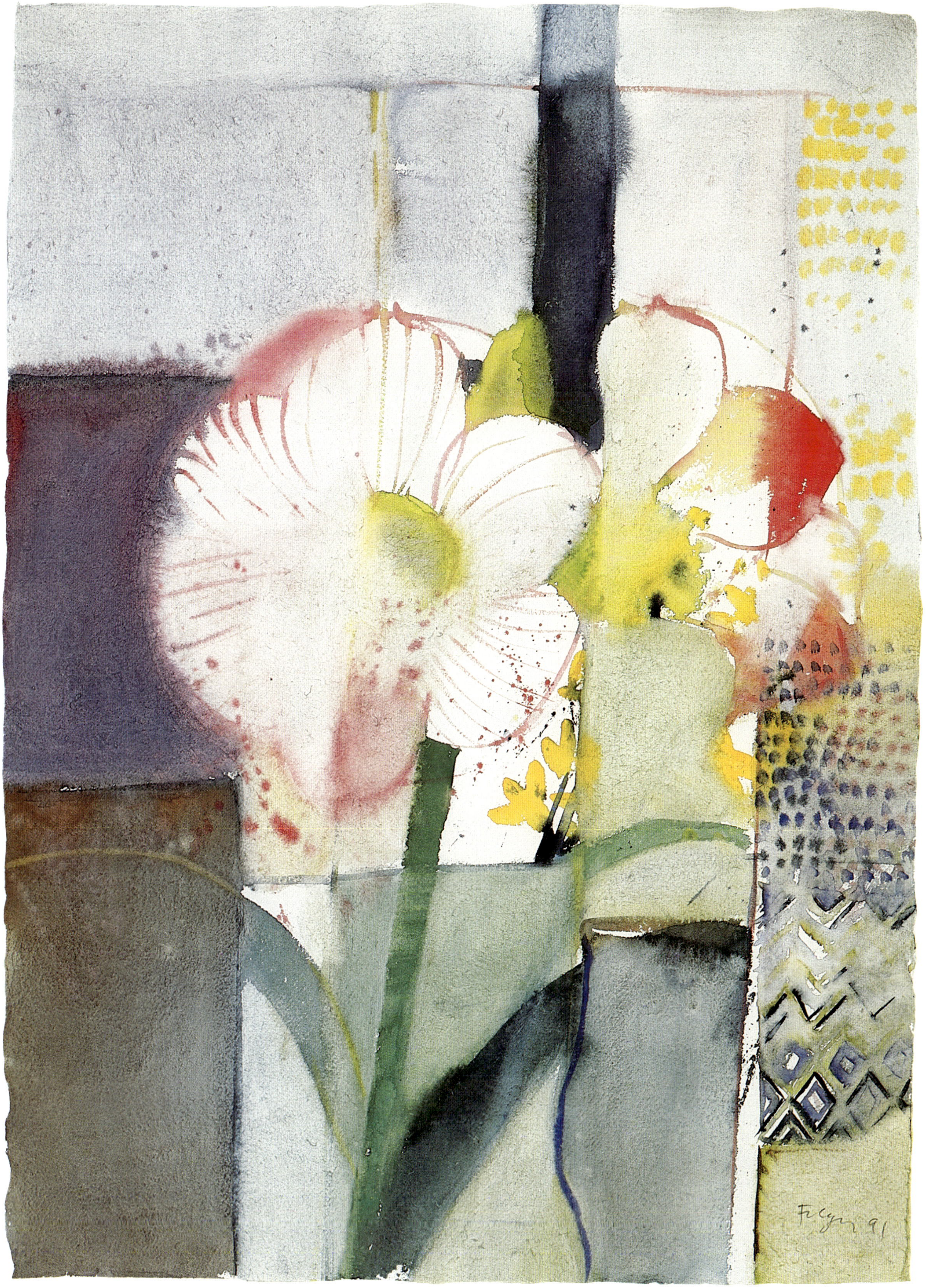

Säule Schneemann…

Rose Ausländer

Säule Schneemann

auf einer weißen

Wolkenbank

Es regnet Eis

auf einen kargen

Winterrest

Krähen tanzen

im Fenster

Ihr Schrei

ein Liebeslied

und

in der Ferne

schwärmen Bienen

um eine bunte

Blumenwelt

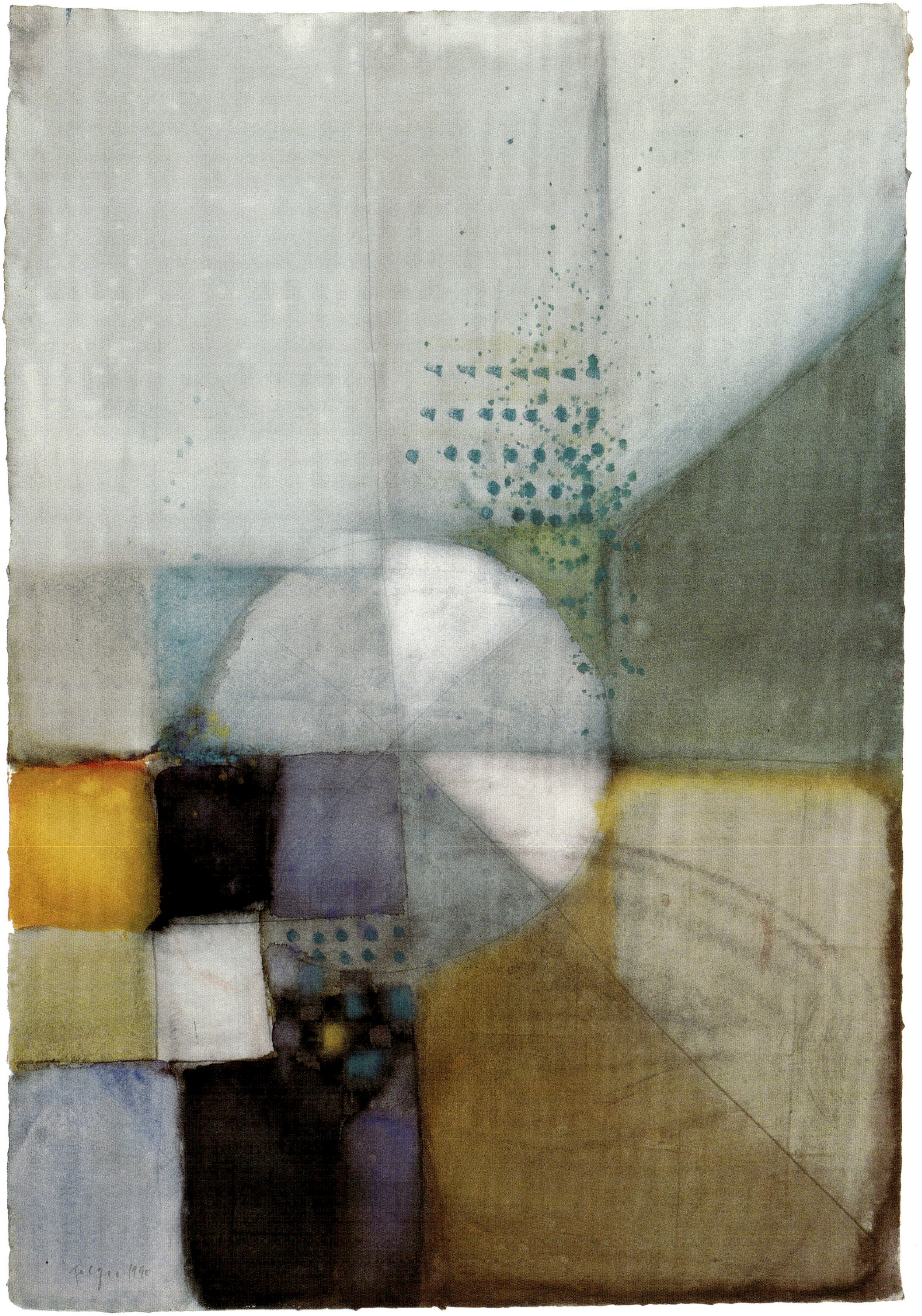

Dank an die Blumen

Albrecht Goes

Erinnert ihr euch, Freunde, jener seltsamen Nächte – es mögen Frühlings- oder Sommernächte gewesen sein –, in denen es euch war, als sei das Schwere in der Welt unerträglich schwer, das Hilflose unrettbar hilflos geworden, als hinge die krampfhaft geballte Wolke über dieser Erde so völlig, daß es keinen heilen Bezirk mehr zu suchen und zu finden gab? Alles schien auseinanderzubrechen, alles schien sich zu ducken vor der letzten Zerstörung – .

Und da auf einmal kam in die atemlose Gefahr der Nacht von irgendwoher ein Windhauch, und sieh, der Windhauch bewegt eine Wiese und mit eins schauen sie auf: Blumen. Und ob es gleich wahr ist, daß sie nur helle dünne Stengel, kleine farbige Blüten und herzlich bescheidene Duftgebilde sind, so ist doch auch wahr, daß sie in ihrer völligen Armseligkeit reine Zeichen sein können von der Gewalt der geringen Dinge. Und es kann sein, daß diesem kleinen Leben gegeben ist, dich mit großem Troste zu trösten.

Dir zu sagen: wir sind noch da, wir Blumen alle, und mit uns Blumen die ganze Welt des Schwerelosen, die es – Teppich der Barmherzigkeit – über der dunklen Erde gibt. Wir sind noch da. Es wird noch immer Morgen, wir tun unsere Augen auf, Sonne zittert in unseren Blütenblättern, ganz still halten unsere Staubgefäße dem großen Licht, Käfer kommen und Grasmücken, ein Schmetterling macht seine Rast, er ist dunkelrot, er ist so leicht, er ruht ein wenig bei uns aus, kaum, daß wir's merken. Der Tag geht hin, wir schließen uns zu, wir blicken noch ein wenig aus unseren Augen über die Abendwelt hin, wir sehen Leuchtkäfer noch ein Gartenfest feiern, die Luft glüht noch nach von einem heißen Sommertag.

Das ist das Leben, das uns, den Menschen der Erde, nur bis ans Knie geht, ein kleines Leben denn, aber es ist uns gegeben, uns zu bücken, damit uns auch zu diesem kleinen Leben das brüderliche Du gelinge. Und es geschieht: wir lassen uns vom Leben der kleinsten Kreatur berühren, wir brechen eine Blume, halten sie vors Gesicht,

tasten die zarten Adern in ihrem Leben noch, atmen den heißen, julisüßen Duft, Atem der Freundschaft, trinken Dunkel und Helle, trinken Geheimnis und Enthüllung, trinken aber aus beidem Heilung, Güte, Vertrauen. Und das ist anders als in der Welt, die uns bis an die Schulter geht. Denn daß Menschen böse sein können, Gift sein können – man wird nicht alt, bis man das erfährt, und auch von Tieren weiß man früh genug Finsteres zu berichten von Heimtücke und Grausamkeit. Hier aber scheinen die Boten Gottes selbst sich ihren freien Garten bewahrt zu haben, ihr kummerloses Bilderbuch. Ja, noch die Milch des Löwenzahns, die dem Kind an die Lippe kommt, ist lauter in ihrer Bitterkeit: der kleine Tropfen, den es zu sich nimmt, schadet ihm nicht ernstlich, und hat zugleich eine freundlich abschreckende Wirkung. O Blumenwiese – wir wissen, es ist ausgesprochen über der Erde: "Dornen und Disteln soll sie tragen", aber so gewiß der Zorn über Adams Geschlecht lebt, so gewiß auch die Blumenwiese von Unkraut verwirrt ist, so gewiß ist doch die Liebe vom dritten Schöpfungstag nicht versunken. O Blumengärten: wo Sorge und Bedacht der Menschen ihr schönes Leben haben, Farbenlust der Frauen und Seligkeit der Kinder, der Kinder, die ihre Augen in die Welt aufmachen, die ihnen nahe ist; Zuflucht der Männer, die hier sich einen Ort der unbewußten Seele bewahren. Man hat es gesagt und zu Recht gesagt, daß die zwecklose Schönheit die schönste Schönheit sei. Was will Mozart? Was wollen Blumengärten?
Sie wollen nichts als da sein, aber indes sie nichts anderes wollen, geschieht es, daß sie zu Dienst und Lebenshilfe da sind. Du hast dem unbekannten Gast, der dich besuchen will, eine Rose in den Kelch getan, und indes eure Augen sich über den Blumen finden, seid ihr euch nicht mehr unbekannt. Ein gleicher Widerschein von dem Blumenleben rückt eure Menschenleben einander nah.
Macht, daß ihr euch heimlich eingesteht, wieviel ihr dem Schwerelosen

vertraut, wie sehr ihr die Farbe und das tänzerische Spiel der Farben liebt, wie sehr diese schöne Vergänglichkeit.

Wohl Vergänglichkeit. Wir träumen für diese kurzen Blumenleben nicht von Ewigkeit. Wir sehen – und zuweilen sehen wir's erschreckend und gleichnishaft – auf Tage zusammengezogen, was alles Leben ist: Erwachen, Erwachtsein, Ermüden, Welksein. Aber das ist's: in diesen eiligen Tagen nicht im Verdorrten stehen, sondern in der Fülle des Saftes, des Lebens, des Lichtes; und Botschaft tun: Botschaft des Lebens von den Anhöhen und von den Bächen, von den Felsen her und von den Gräbern. Denkt: Dunkle rote Rosen stehen auf dem Schlachtfeld von Verdun. Und ob sie auch dort wie überall das Weltgedicht von der Vergänglichkeit sagen, kein anderes ist aller Kreatur gegeben, so sind sie doch die hellen Gäste, die uns innig überreden, die schöne Herberge zu loben.

Andreas Felger

Auf halber Höhe eines Wacholderhangs skizziert ein Mann Hügellinien der Schwäbischen Alb. An ihrem Fuß wurde er 1935 in Belsen geboren. Der kleine Ort und seine Landschaft bergen Urerfahrungen für den Maler: Die Senkrechten steil aufstrebender Bäume, die geheimnisvolle Dunkelheit des nahen Waldes, das gleißende Licht eines Sonnentages, Blumenwiesen, ein murmelnder Bach und der Geruch des Holzes jahrhundertealter Häuser. Felger

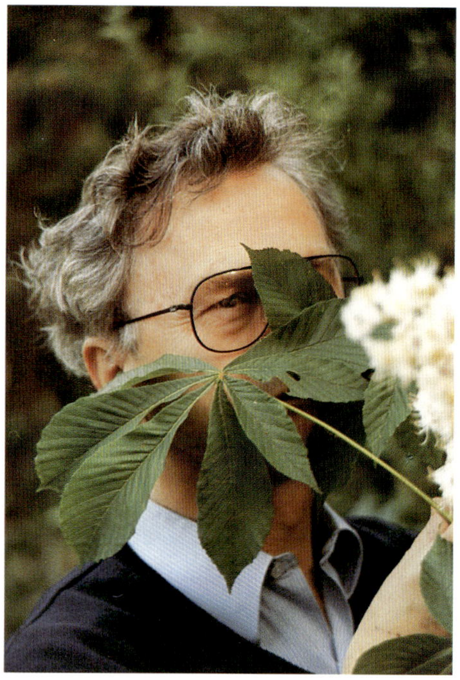

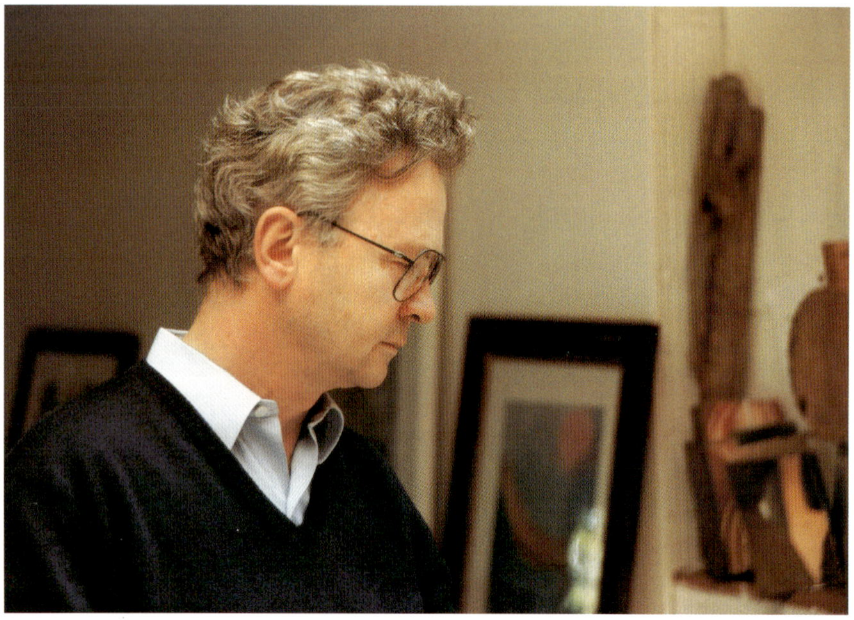

lernt Musterzeichner, beständig beschäftigt ihn der Zusammenklang von Farbe und Fläche. In München nimmt er das Studium an der Kunstakademie auf. Ein breites Spektrum erschließt sich ihm: Zeichnung und Lithographie, Aquarell und Ölbild... Aus künstlerischen Techniken wird in jahrzehntelanger Arbeit urpersönliche Sprache. Der seit 1973 kontinuierlich weiterentwickelte Holzschnitt läßt sich wie ein Tagebuch dieses Wegs betrachten. Den wachsenden Herausforderungen zur Gestaltung von Räumen antwortet er mit symbolischen Glasfenstern, subtilen Bildwebereien und monumentalen Holzreliefs. Musik unseres Jahrhunderts und das dichterisch verdichtete Wort inspirieren ihn zu Einzelblättern und Zyklen. Zahlreiche Ausstellungen, geographisch weit gespannt, wechseln als Dialog-Räume mit Phasen stiller Zurückgezogenheit. Immer mehr verschmelzen in seinem Werk Menschen und Landschaften, Weltgeschichte und Heilsgeschichte.

Bibliographie

Martin Gutl, Andreas Felger **du bist Abraham** Holzschnitte und Meditationen. Präsenz / Styria 1977

Das Hohelied Übertragen von Helmut Lamparter. Holzschnitte. Nachwort von Manfred Siebald. Präsenz / R. Brockhaus 1981 (2. Auflage 1983)

Der Prediger Salomo Holzschnitte. Präsenz 1982

Andreas Felger, Manfred Siebald **Kreuzschnabel** Lyrische Texte, Holzschnitte und Vignetten. Präsenz / R. Brockhaus 1983

Andreas Felger **Farbholzschnitte, Bilder, Reliefs** Ein Querschnitt seines Schaffens 1973 – 1985. Präsenz 1985

Romano Guardini, Andreas Felger **So vielen hast du geholfen** Holzschnitte und Meditationen. Vorwort von Bischof D. Helmut Claß. Präsenz / Grünewald 1987

Andreas Felger, Oliver Kohler **erzählt von dir** Bilder und Gedichte zur Liebe. Präsenz-Galerie 1987

Salomo, Andreas Felger **Mit dem Herzen feiern** Das Lied der Liebe, Aquarelle. Mit einem Text von Manfred Hausmann. Präsenz 1988 (2. Auflage 1990)

Andreas Felger **Wir entdecken Advent** Aquarelle. Präsenz 1988 (2. Auflage 1989)

Andreas Felger, Oliver Kohler **Aus einem Frühling** Holzschnitte, Gedichte. Präsenz-Galerie 1989

Martin Buber, Andreas Felger **Immer nur Du** Preisungen nach Martin Buber und Aquarelle. Präsenz 1990 (3. Auflage 1992)

Albrecht Goes, Andreas Felger **Unter dem offenen Himmel** Gedichte und Holzschnitte. Präsenz 1990

Andreas Felger **Geöffnete Tür** Aquarelle und Holzschnitte. Präsenz 1990

Oliver Kohler, Andreas Felger **Knospen im Frühwind** Gedichte und Monotypien. Mit einem Geleitwort von Rüdiger Görner. Präsenz 1991

Heinrich Spaemann, Andreas Felger **Emmaus – Ein Weg** Meditationen, Zeichnungen und Holzschnitte. Geleitwort: Bischof D. Theo Sorg. Präsenz 1991

Ulrich Wilckens, Andreas Felger **Im Anfang Er** Das Johannesevangelium und der erste Johannesbrief neu übersetzt, Ölbilder und Skizzen. Präsenz 1991

Abba Kovner, Nelly Sachs, Arnold Schönberg, Andreas Felger **Fremdling du – Ein Überlebender aus Warschau** Texte, CD, Holzschnitte. Präsenz 1993

Die Autoren der Gedichte

Franziskus von Assisi

Gelobt seist Du...

1181/1182 in Assisi geboren. Radikale Christus-Nachfolge in Armut, tätiger Liebe und gemeinsamem Leben. Verfaßt Texte voller Poesie. 1228 in Portiunkula gestorben.
Die Übersetzung folgt der Ausgabe des „Sonnengesangs" im ©Rex-Verlag Luzern / Stuttgart 1980

Rose Ausländer

Säule Schneemann

1907 in Czernowitz (Bukowina) geboren. 1941 bis 1944 dort im Ghetto. Begegnungen mit Paul Celan. Lyrikerin. Exil in den USA, seit 1975 in Düsseldorf. Zahlreiche Ehrungen und Preise. 1988 gestorben.
Das Gedicht in: „Und preise die kühlende Liebe der Luft.", Gedichte 1983 – 1987, © S. Fischer Verlag GmbH, Frankfurt am Main 1988

Hilde Domin

Es knospt

1912 in Köln geboren. Jüdin. Von 1933 bis 1954 im Exil. Lyrikerin und Essayistin. Seit 1961 in Heidelberg. Übersetzungen ihrer Gedichte in viele Sprachen. Geehrt u.a. mit dem Rilke-Preis (1976) und dem Nelly-Sachs-Preis (1983).
Das Gedicht in: „Gesammelte Gedichte", © S. Fischer Verlag GmbH, Frankfurt am Main 1987

Odysseas Elytis

In die Tiefe der Veilchen

1911 in Heraklion auf Kreta geboren. Lyriker und Übersetzer. Lebt in Athen. 1979 mit dem Nobelpreis für Literatur ausgezeichnet.
Das Gedicht in: „Ausgewählte Gedichte" in der deutschsprachigen Übersetzung von Barbara Vierneisel-Schlörb und Antigone Kasoleo, © Suhrkamp Verlag Frankfurt am Main 1979

Albrecht Goes

Spät im Jahr

1908 in Langenbeutingen geboren. Dichter und Pfarrer. Lyrik, Prosa, Essays. Übersetzungen v.a. der Erzählungen in viele Sprachen. Bedeutende Ehrungen. Lebt in Stuttgart.
Das Gedicht in: „Lichtschatten du", © S. Fischer Verlag GmbH, Frankfurt am Main 1978.
Das Geleitwort erschien erstmals in: „Lob des Lebens", Betrachtungen, Deutsche Verlags-Anstalt Stuttgart, Berlin 1936

Rüdiger Görner

Farbwerdung

1957 in Rottweil geboren. Lebt in London. Dozent für Neuere Deutsche Kulturgeschichte an der Aston University. Lyriker, Prosaist und Essayist, Herausgeber wissenschaftlicher Editionen und Mitarbeiter verschiedener Zeitungen.
Das Gedicht „Farbwerdung" wird hier erstmals veröffentlicht und gab diesem Buch seinen Namen.

Manfred Hausmann

Märzmorgen

1898 in Kassel geboren. Lebte zeitweise in Worpswede. Veröffentlichte zahlreiche Gedichtbände, Erzählungen, Romane und Essays, Nachdichtungen u.a. aus dem Griechischen, Hebräischen und Japanischen. 1986 in Bremen gestorben.
Das Gedicht in: „Unterwegs", © S. Fischer Verlag GmbH, Frankfurt am Main 1983

Hermann Hesse

Spätblau

1877 in Calw geboren. Buchhändler, dann freier Schriftsteller. Verfaßte zahlreiche Romane, Gedichtbände und Essay-Sammlungen. 1946 erhielt er den Nobelpreis für Literatur. In Montagnola 1962 gestorben.
Das Gedicht in: „Gesammelte Dichtungen", © Suhrkamp Verlag Frankfurt am Main 1952

Reiner Kunze

der sommer geht weg

1933 in Oelsnitz (Erzgebirge) geboren. Bergarbeitersohn. Seit 1962 freier Schriftsteller: Gedichte, Prosa, Essays. 1977 in die Bundesrepublik Deutschland übergesiedelt. Zahlreiche Literaturpreise.
Das Gedicht in: „Zimmerlautstärke", © S. Fischer Verlag GmbH, Frankfurt am Main 1972

Eduard Mörike

Im Frühling

1804 in Ludwigsburg geboren. Pfarrer, Lehrer und Dichter. Lyrik, Prosa und Übersetzungen antiker Texte. 1875 in Stuttgart gestorben. „Das tiefe, goldene Leuchten, das seine Werke für Unzählige zu einem Jungbrunnen macht, ist aus schwerem Leid und Kampf geboren." (H. Hesse)

Christian Morgenstern

Für viele

1871 in München geboren. Lyriker, Redakteur, Übersetzer. Ab 1894 in Berlin. Berühmt v.a. durch die Lyriksammlungen „Galgenlieder" und „Palmström". An der Tuberkulose 1914 in Meran gestorben.

Rainer Maria Rilke

Das Rosen-Innere

1875 in Prag geboren. Rußland-Reise (1899-1900) und Aufenthalt in Worpswede. Privatsekretär Rodins (1905 – 1906), dann viele Reisen. Lyriker, Epiker und Essayist. 1926 in Val-Mont bei Montreux gestorben.
Das Gedicht in: „Sämtliche Werke", © Insel Verlag Frankfurt am Main 1975

Nelly Sachs

Zwischen Deinen Augenbrauen

1901 in Berlin geboren. Die Jüdin emigrierte 1940 nach Stockholm. Lyrik und szenische Dichtungen. Ehrenbürgerin der Stadt Berlin. 1966 Nobelpreis für Literatur. In Stockholm 1970 gestorben.
Das Gedicht in: „Späte Gedichte", © Suhrkamp Verlag Frankfurt am Main 1965

Salomo

Im Frühling ist der Liebe Zeit

Lebte im neunten Jahrhundert vor Christus. Sohn Davids. Dritter König des israelitischen Reichs. Ihm wird das „Hohelied" zugeschrieben.
Der Text in: Helmut Lamparter, „Das Hohe Lied der Liebe", 2,8; aus: „Das Buch der Sehnsucht.", Die Botschaft des AT, Bd. 16, II, © Calwer Verlag, Stuttgart 1988 (3. Aufl.)

Reinhold Schneider

Die Sonnenblume

1903 in Baden-Baden geboren. Lebte als freier Schriftsteller in Potsdam (1933 – 1937) und Freiburg. Romane, Erzählungen, Essays, Gedichte. Friedenspreis des Deutschen Buchhandels. 1956 in Freiburg gestorben.
Das Gedicht in: „Gesammelte Werke", Band 5 „Lyrik", © Insel Verlag Frankfurt am Main 1981

Rudolf Alexander Schröder

Frühlingsanfang

1878 in Bremen geboren. Innenarchitekt und Dichter. Lebte u.a. in München, Berlin, Bremen und Bergen (Chiemsee). Dichter der bekennenden Kirche. 1962 in Bad Wiessee gestorben.
Das Gedicht in: „Gesammelte Werke", Band 1 „Die Gedichte", © Suhrkamp Verlag Frankfurt am Main 1952

Jan Skácel

in der mitte des sommers

1922 in Znorovy u Straznice (Südmähren) geboren. Lyriker, Epiker und Literaturredakteur. Von 1969 bis 1981 unter Publikationsverbot. Eine Auswahl seiner Gedichte wurde von Reiner Kunze ins Deutsche übertragen.
Das Gedicht in: „Wundklee", © S. Fischer Verlag GmbH, Frankfurt am Main 1982

Gerhard Tersteegen

Luft, die alles füllet

1697 in Moers geboren. Kaufmann, Bandweber, Wanderprediger und Schriftsteller. Verfasser zahlreicher Lieder. 1769 in Mühlheim gestorben. Der Text gibt Strophen aus dem Lied „Gott ist gegenwärtig" wieder.

Toyotama Tsuno

Die Blume betrachten

1896 auf Hokkaido (Japan) geboren. Begleitete ihren Vater, einen Küstensegler, auf mehreren Reisen. Lyrikerin. Lebte in Tokio und Paris. 1928 an einer vernachlässigten Tuberkulose gestorben.
Das Gedicht in: „Japanische Lyrik", übertragen von Manfred Hausmann, © 1974, 1980, 1990 Verlags-AG Die Arche, Zürich

Christian Wagner

Warens Blumen

1835 in Warmbronn geboren. Lebte als Bauer im Schwäbischen. Verfaßte und veröffentlichte Gedichte und Prosatexte. 1918 in Warmbronn gestorben. „... ein Dichter war er, ein Dichter ganz und gar." (Albrecht Goes)
Das Gedicht in: „Gedichte" Mit einem Vorwort von Albrecht Goes, Konrad Theiss Verlag Stuttgart 1981 (2. Aufl.)

Für die großzügige Förderung dieses Buchs danken wir der Firma
Heinrich Blickle GmbH & Co. KG, Räder und Rollen, 72348 Rosenfeld.

Die Deutsche Bibliothek – CIP-Einheitsaufnahme

Farbwerdung: Aquarelle; Gedichte vieler Epochen /

Andreas Felger. Ausgew. von Oliver Kohler. – Hünfelden-

Gnadenthal: Präsenz, 1992

ISBN 3-87630-426-1 Gb.

ISBN 3-87630-427-X (Vorzugsausg.)

Buchdesign: Albert Müllenborn, Wuppertal

Portraitfotos: Oliver Kohler, Mainz

Satz: Zerres-Satz GmbH, Leverkusen

Reproduktionen: Scan-Repro H. Jaenecke, Hünfelden

Druck: Grafische Werkstätte der Gustav Werner Stiftung, Reutlingen

Buchbindearbeiten: Realwerk G. Lachenmaier, Reutlingen

Printed in Germany

Von zahlreichen Aquarellen Andreas Felgers sind Kunstkarten im Präsenz-Verlag erschienen.

ISBN 3-87630-426-1

Präsenz-Verlag, Gnadenthal, D-65597 Hünfelden

1992, 2. Auflage 1993